運用而是主多須之本故多重之

中医药古籍珍善本点校丛书

汇生集要

[清] 陈廷瑞 著

李 兵 点校

中华人民共和国科学技术部科技基础性工作专项资金项目

医药古籍与方志的文献整理（课题号：2009FY 120300）

學苑出版社

图书在版编目(CIP)数据

汇生集要/(清)陈廷瑞著;李兵点校. —北京:学苑出版社,2014.7

ISBN 978-7-5077-4526-9

Ⅰ.①汇… Ⅱ.①陈… ②李… Ⅲ.①养生(中医) Ⅳ.①R212

中国版本图书馆 CIP 数据核字(2014)第 103592 号

责任编辑: 付国英　陈　辉
出版发行: 学苑出版社
社　　址: 北京市丰台区南方庄 2 号院 1 号楼
邮政编码: 100079
网　　址: www.book001.com
电子信箱: xueyuanpress@163.com
销售电话: 010-67675512、67678944、67601101(邮购)
经　　销: 新华书店
印 刷 厂: 北京市广内印刷厂
开本尺寸: 890×1240　1/32
印　　张: 9.125
字　　数: 158 千字
版　　次: 2014 年 10 月北京第 1 版
印　　次: 2015 年 1 月北京第 2 次印刷
定　　价: 36.00 元

道光甲午年鐫

彙生集要

山邑湖塘星聚書屋藏

彙生集要卷之首

至寶良方目錄

彙生集要卷之七

○積聚痞塊癥瘕痃癖腸覃石瘕論

氣之所積名曰積取鬱積久而發之義也積有五皆五臟所生陰氣也陰脉沉而伏其症始發有常處其痛不離其左右上下有終始左右有窮處皆痰飲食積死血之所生也氣之所聚名聚聚散不常之義也聚有六皆六腑所成陽氣也陽脉浮而動其始終無根本痛發無定位上下無留止積與聚屬脾部俱緊氣痛也丹溪曰痞塊在中爲痰飲在左爲死血在右爲食積又曰凡積塊不可專用下藥徒損眞氣病亦不

去當使消導使之融化塊去後須大補脾氣脾胃乃積聚痞塊之根宜大補脾氣爲主元氣一旺則邪氣漸自消矣

○五積見症論

肝之積名肥氣在脅下如覆杯有頭足久不愈令人發欬逆瘧連不已○心之積名伏梁起臍上大如臂上至心前久不愈令人煩心○脾之積名痞氣在胃脘右側覆大如盤久不愈令人四肢不收發黃膽飲食不肌膚○肺之積名息奔在左脅下大如覆杯久不愈令人灑淅寒熱喘咳發肺癰○腎之積名奔豚在小腹上至心下若豚狀或上或下無時久不

彙生集要卷之八

○九種心痛

紅花　玄胡索　枳殼　五靈脂各二兩

鬱金一兩　巴霜　丁香　木香

沉香　雄黃各二錢　共爲細末陳酒火酒等分作糊爲丸如綠豆大每服三五丸照藥引送下立止

一受寒或吃冷物心疼用　吳茱萸一錢　薑皮三片煎湯送下

一受熱或食熱物卽痛用　枳殼一錢　川連末八分　水煎

一受氣心疼日輕夜重用　木香二分　薑皮三片　水煎送下

一受血滯心疼日重夜輕用　紅花三分　薑皮一撮　水煎送下

一受鬱結心疼不快氣怒卽發用　薑皮二錢　水煎送下

一受虫攻心痛時時嘔吐清水唇紅面白用　楝樹根白皮二錢　川椒三分　烏梅一个　薑三片　水煎送下

一受痰涎心痛卽發肚痛用　半夏二錢　陳酒一杯　煎服

彙生集要卷之三十三

○跌打損傷

○麥斗金接骨有聲神方

土鼈一个新瓦焙乾 巴豆一粒去殼去油 生半夏一粒 劈砂二錢

滴乳香 沒藥各二錢 爲末每服一匙陳酒送下渾身麻痺是其功也重者二服愈矣不可多服恐骨突出

○骨折筋斷一鼈丹

土鼈一个新瓦炙乾 巴豆一粒去殼 生半夏一粒 赤豆一粒 菉豆一粒

五味擣爲丸如菉豆大每服一丸陳酒送下重者三服愈

矣

○七鼈散

紅花三錢 巴豆肉一錢川椒炒 當歸三錢 乳香二錢去油 沒藥三錢去油

龍骨二錢 月白一錢 製半夏三錢 地鼈三十個 自然銅三錢醋煆七次

血竭二錢 大黃 硃砂 骨碎補 歸尾

紫丁香 蚯蚓乾各二錢 爲細末重傷三分輕則二分小兒一分陳酒送下

○萬靈接骨丹

生半夏一粒 大地鼈一个 將半夏放在虫肚上用線扎住

彙生集要卷之三十四

○針灸法

○神寳針

治腫毒癰疽發背無名大毒不拘頑痰流注等症

蟾酥二錢 白信八錢 黃占一两 麝香一分 硃砂爲衣先將黃占化開入信蟾二味和勻又入麝香攪勻作筋粗錠子硃砂爲衣外用烏金紙筒裹如遇患用灯火燒灼灸針患根邊上着肉卽起週圍數點居中一點次日其毒自消重者再針不消卽軟重者變輕輕者化無

○龍尾針

治一切風濕頭風無名腫毒濕風瘡痞塊小兒虛病癰疽初起針之有效大凡針注如遂患處而針之用單不用雙惟頭風針兩太陽至二三次卽除根

○威靈仙

細辛 羌活 獨活 白芷 川芎 川烏

草烏 雄黃 藁本 天麻 蒼术 麝香

良薑 官桂枝 乳香 沒藥 白蒺藜 阿魏

花蛇 硃砂 蘄艾等分 百病消除甚靈驗各一分

《中医药古籍珍善本整理丛书》

编委会名单

余　序

在当前弘扬中医药文化的历史时期，核心工作之一是收集、整理、研究历代中医药的典籍。在多种医著中，寓有儒、理、释、道和杂家等诸多论述，这无疑是极可珍视的优秀传统文化内容，《中医古籍珍善本点校丛书》的编纂，在古籍图书（包括若干优选的古抄本）的精选方面多所致意。整理者针对所选的每一种医著，撰写《导读》，提示该书的学术精粹，运用古今哲学思想，结合学术临床，指导读者阅习的重点，使该丛书在规范传承的基础上，具有更高的学术品味。

这套丛书的主编曹洪欣教授，是中医名家，曾在中国中医科学院担任院长，多年来一直从事学术与临床研究。他十分重视中国中医科学院图书馆收藏的中医药珍本、善本的整理与研究，并与相关专家合作有宏编刊行于世。

《中医古籍珍善本点校丛书》所选录的医籍只有符合“淹贯百家”、世传刊本少、学术临床独具特色的特点方能入编。同时，通过整理、研究和撰写《导读》，使读者从中选阅、借鉴，这是整理们对弘扬中医药文化所作出的积极贡献。

清代医家京师叶天士曾告诫后世学者：学习先贤的学术经验，不能“越规矩，弃绳墨”（见《叶选医衡》）。而古籍珍本善本的学术优势，就是它比较完整地保存了传统医药文化中的规矩、绳墨，后世学者通过精选、整理、研究古代医籍，为中医药学的传承、创新，指导读者阅习书中的学术精粹，更好地为大众医疗保健服务而有所贡献。

我毕生从事中医古籍、文献的学习与研究，力求与临床诊疗相融合。我很赞赏原人大副委员长许嘉璐先生在2013年北京国子监召开的“中医养生论坛”上说的一段话：“中医药最全面、最系统、最具体、最切实地体现了中华文化”。《中医古籍珍善本点校丛书》的编辑出版，是对弘扬中华文化作出的新建树，故在泛览该丛书之余，感奋、欣喜，并乐为之序。

中国中医科学院

余瀛鳌

2014年9月

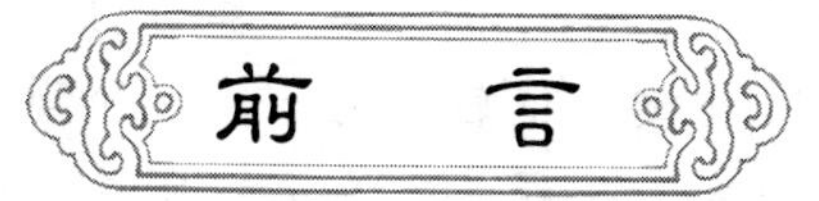

前 言

中医古籍是中医学术的重要载体，蕴涵着丰富的中医文献资料和宝贵的医学精华。几千年来，中医古籍在流传过程中，或因家传秘授、或因战火兵燹、或因乏资刊刻等原因而为世人罕见，部分古医籍甚至成为孤本或绝版，其中大量历代医家的学术经验未获充分发挥与运用，几近淹没。中医珍稀古籍不可再生，对其整理和研究是实现抢救性保护与发掘的重要手段，对于中医药学术传承和发扬具有重要意义。

六十年来来，党和政府高度重视中医药事业发展，陆续开展了多个中医古籍整理出版项目，取得很大成绩，但仍然有许多珍稀中医药古籍有待发掘和利用。针对中医药珍稀古籍濒危失传严重的现状，2009 年，国家科技部基础性工作专项基金资助了“中医药古籍与方志的文献整理”项目，旨在对中医古籍和方志文献中具有重大学术价值的中医文献予以整理和挖掘。

该项目研究中的一项重要内容，是以《中国中医古籍总目》为基础，参考其他相关书目资料，按照选书标准，选择 30 种未系统研究或整理、具有较高学术价值的珍本医书点校整理出版。这些珍稀中医古籍是从200种珍本医籍（均为稀有版本，仅存1—2部）中遴选而来，并通过实地调研、剖析内容、核实版本、详查书品，从学术价值、文献价值、版本价值、书品状况等方面进行综合评价，选择其中学术价值和文献价值较高者。除按照现行古籍整理方法予以标点、校对、注释外，为突出所选古籍学术特色和价值，由点校整理者在深入研究原著的基础上，对每一种古籍撰写导读，包括全书概述、作者简介、学术内容与特色、临床及使用价值等，对于读者阅读掌握全书，大有裨益。几易寒暑，书凡30余册，结集出版，名为《中医古籍珍善本点校丛书》，以飨读者。

本套丛书的出版，对于中医古籍的整理与研究仅仅是阶段性成果，通过项目培养团队和专业人才也是我们开展课题研究的初衷之一，希望此项工作为古医籍的研究和挖掘起到抛砖引玉的作用，以使中医学术薪火永续，为人类的健康和医疗卫生事业做出贡献。

限于水平，整理工作中难免有不足之处，敬祈同道指正。

中国中医科学院

曹洪欣

2014年9月

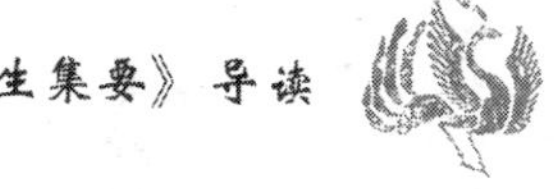

《汇生集要》导读

《汇生集要》，又名《至宝良方》，方书类著作，据薛清录教授主编《中国中医古籍总目》和文献调查，该书仅存孤本，现藏于上海图书馆。2011 年中医古籍出版社将此版本影印出版，收入《中医古籍孤本大全》。现就其学术内容和文献价值概述于下。

1. 著者及成书

《汇生集要》，三十四卷，清代陈廷瑞著，卷首目录题有“至宝良方目录”，知其又名《至宝良方》，刊于清道光十四年（1834 年），据原书版式特点判定为木活字本，《中国中医古籍总目》著录为“刻本”，疑误。作者陈廷瑞，生卒年及生平事迹未详。据卷首著录“古越陈廷瑞君祥著”，知其籍贯为江浙一带，又扉页署以“山邑湖塘星聚书屋藏”，假令作者将此书就近寻求刻印，则推测其应为浙江山阴（今浙江绍兴）人。

此书在史志书目中少有记载。作者陈廷瑞，不见经传，生平著述，亦无从考。书无序跋，无法知其撰辑原委，然冠以“集要”之名，乃知此书为作者荟萃各家、广搜博采、集腋成裘，以惠及众生。

是书凡三十四卷，以病症类别为纲，以所辑方剂为目，以病统方，涵盖广泛，涉及内科杂病、外科、眼科、女科、儿科、伤科及针灸，以内、外两科所列颇多，且其不止于收载医方，更能提纲挈领、选精拔萃，辑录简要医论。卷一首论脉法；卷二讲述用药；卷三至卷十二为内科杂病，依次列风症、劳怯、肿胀、噎隔、积聚、心胃痛、腹痛、疟疾、痢疾、疝气诸疾适用方；卷十三为眼科，先述医理，后按肿、疼、泪、翳、昏分列验方；卷十四为女科；卷十五为种子方；卷十六论小儿科病症治方；卷十七至卷三十二为外科方，首论外科用药法，次列治疗疔疮、乳症、肺痈肠痈、痔瘘、杨梅毒症、疳疮、臁疮、瘿瘤瘰疬、杂疮，以及咽喉、牙齿、口舌鼻耳等二百余种病症的四百余方，并有外敷药、升降药、膏药专篇；卷三十三为伤科方；末卷介绍四种灸疗药针。作者搜罗广泛，兼收并蓄，全书列方千余首，数量可观，多为临床易简效验方，且其治法方药种类繁多，内服外敷，丸散膏丹，熏洗脐疗皆备，间述医理用药，是具有相当参考价值的临证方书。

2. 学术特色

所述方剂易简实效

通观全书，共载方千余首，数量可观，其中不乏组方灵活奇特、思路新颖精巧者。全书所载方剂只有少数为后

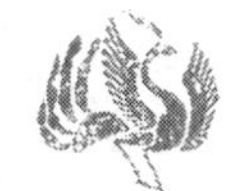

世通用经典方，但未标明出处，如治风之牵正散、治喘之定喘汤、消食之保和丸、调经之四物汤等，皆为临证效验之方剂，其余多数方剂不为人所熟知，所治病证亦多有疑难杂症，显系多采自民间易简方、单验方，据其书名《集要》，亦可推知诸方系集自不知名群书或民间验方，方名多冠以“神方”、“神效”、“仙方”等，以示效用，可见作者不拘一格，兼收并蓄，务求实效。

所列方证涵盖广泛

全书包含内科杂病、外科、眼科、妇科、儿科、伤科及针灸，所治病症数百种，涵盖甚广。外科中病症最多，涉及痈、疽、疔、毒、痔漏、瘿瘤、瘰疬、杂疮等二百余种，并专述外敷药、升降药、膏药，录述详备。内科中除涉及心胃痛、腹痛等常见症，更多偏重治疗风、劳、鼓、膈、积聚等疑难杂症的效验方剂。除此之外，书中所载多种病名颇为稀见，如鬼箭风、流火风、肾上风、紫云风、蛇皮风、哑声劳、鸡登疳、琉璃疳、苏木腿等，多为体状名病，或为民间说法。所载方剂汤液酒醴、丸散膏丹齐备，用法中内服外敷、针灸脐疗、熏洗吹搽俱全。

所论医理提纲挈领

本书虽为方书，但能提纲挈领、选精拔萃，辑录一批简要医论，以指导辨证选方。书中前两卷即首论脉法及用药法，后述各科病症时又间或冠以医理，以明该病之因机证治。所辑医论收录颇广，不乏特色。脉法部分就涉及寸关尺定位、脏腑分配、七表八里九道脉名、诸脉主病、妇

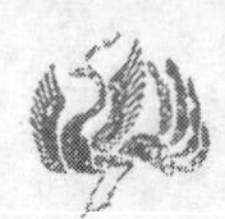

人脉法、痈疽脉法、怪脉、脉诀总论、时令月分脉诀、伤寒脉诀、司天用药法等内容，且其分述二十七脉之表象主病、十九种怪脉及时令、男女脉诀皆独辟蹊径，条分缕析，明白晓畅，颇具特色，足见作者对脉法之重视。用药法中不仅有医家熟知的"脏腑补泻温凉用药法"、"引经药诀"、"诸药相反歌"、"诸药相忌歌"等，亦有不为常见者，如外科引经药歌，可资参考。眼科医论颇丰，有"眼科要论"于病因病机、外障内障、诸病症候、遣方用药等方面详论眼病，其论"分而言之，曰心肝脾肺肾，属阴阳。总而言之，不外乎血：血盛则明，能远能近；血虚则昏，不能远近"。又论"眼热之证有三，虚热、实热、气热"，可谓要言不繁，提纲挈领；还有"药性按病歌"，详述眼科用药要诀。外科中亦有"汤药丸散用药便论"、"十二经当分气血多少"，简述外科用药大法"当顺气活血为主，驱风败毒次之，顺气则滞散，活血则毒消"及具体用药方法。为便于记忆，所载医论多取歌诀形式，铿锵押韵，朗朗上口，尤利于初学者。我们虽然无从判定这些医论出自何人之手，但其言简意赅，见解独到，切合临床实用，当无异议。

所载疗法不乏特色

本书尤重实用和疗效，作者所辑多种疗法均独辟蹊径、颇有特色。如末卷辑录4种灸疗药针，即神宝针治肿毒痈疽、龙尾针治风湿头风、九龙针治毒块风痛、观音针治疗风痛手足不能举动，其法系取药加工，纸裹如针，或"搓紧如笔"，类同艾卷，用时以"灯火烧灼"，灸治患处。或制成"薄片"，"临用时取绿豆大一粒，放患处，用香点

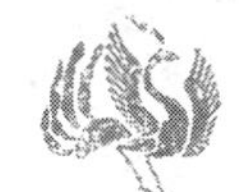

灼”。种子方中又有用脐疗法治疗早泄及用药线绕于玉茎以图壮阳，用法颇为新奇。此外，第三十三卷末列有麻药方一首，亦可资参考。

3. 结语

《汇生集要》一书，乃作者广搜博采，汰粗取精，精心编纂以为医者所参，然其仅存孤本，常人难窥秘奥，因此未得到足够的重视和研究。今观此书，收录广泛，注重实效，言简意赅，见解独到，多有特色，为颇具实用价值的临证方书，“集要”之名，当之无愧。

参考文献

［1］薛清录. 中国中医古籍总目. 上海：上海辞书出版社，2007
［2］伊广谦.《汇生集要》内容提要.《中医古籍孤本大全》影印本，中医古籍出版社，2011

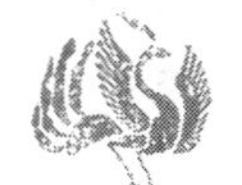

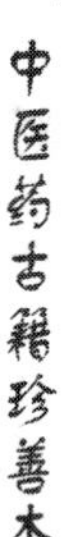

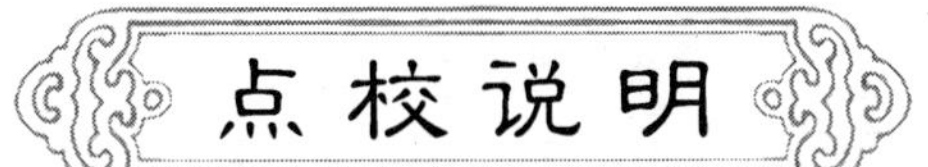

点校说明

一、本书以清道光十四年（1834 年）山邑湖塘星聚书屋藏本为底本进行点校。

二、本书采用横排、简体、现代标点，因版式更改而致文字含义改变者，据现代排版予以改正，如“右等分为末”改“右”为“上”，不出注。

三、底本中正文与目录有不符者，互补缺漏。

四、底本中名词术语用字与今不同者，一般改为现行规范用词，如“藏府”改为“脏腑”，不出注；中医经典中专有术语未改，如“藏象”不做“脏象”；古人“证”、“症”常混用，为存其旧，未做改动。

五、底本中药名有与今通用之名用字不同者，改为现行规范通用名称，如“黄檗”改作“黄柏”；用字体现时代特征者未改，如“延胡”不改作“延胡索”。

六、底本中有明显版刻错误及错字、别字者，均做修改，未出注。

七、底本中异体字、俗体字均改为规范字，未出注。

八、原书中疑难冷僻字及特殊用语，均酌情予以注释。

九、底本中小字部分以“（ ）”标示，用药剂量中小字部分未标示；底本中有明显缺文，且无从补，以“□”标示。

十、底本中多有文法不通之处，未敢擅改文义，存其旧。

点校者

目　录

① 瘫:原无,据正文补。
② 亸(duǒ):意为下垂。
③ 瘥:原为差,据文意改,下凡遇此径改,不另出注。

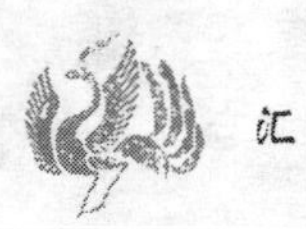

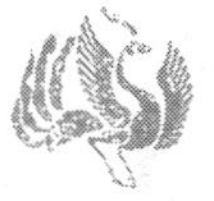

① 黄胆:即黄疸,存其旧,未改,下同。

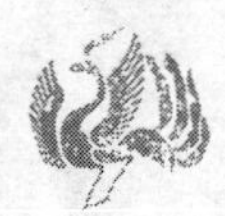

① 蛊胀:即鼓胀,下同。

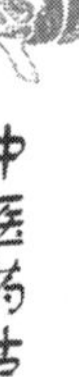
中医药古籍珍善本

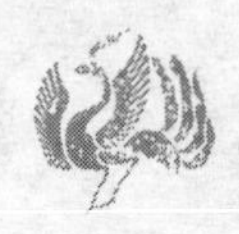

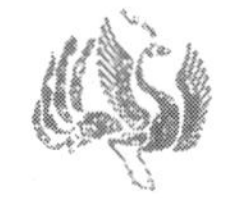

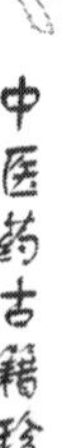
中医药古籍珍善本

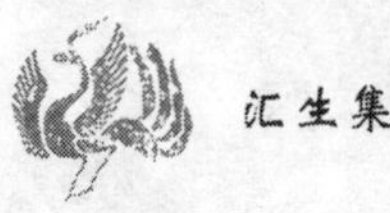

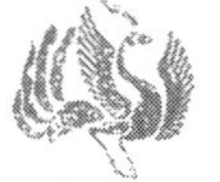

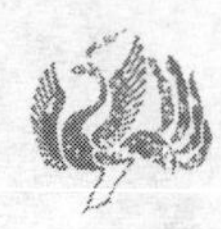

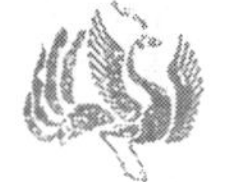

① 疳积：原为"肝积"，据文意改。下凡遇此径改，不另出注。

② 斑：原为"班"，据文意当为"斑疮"，故改，下凡遇此径改，不另出注。

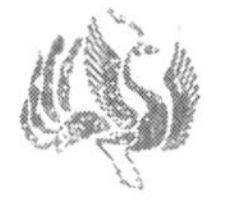

① 慢：原作"漫"，据正文及文义改。

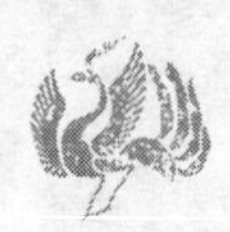

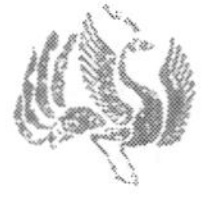

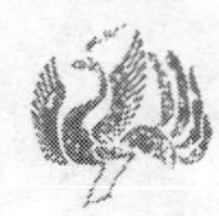

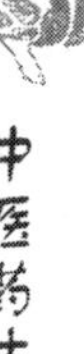

---

① 疽:原无,据正文加。

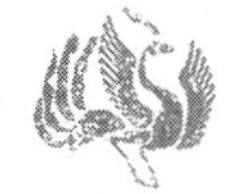

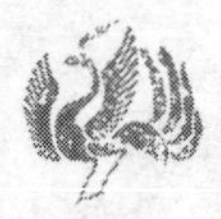

中医药古籍珍善本

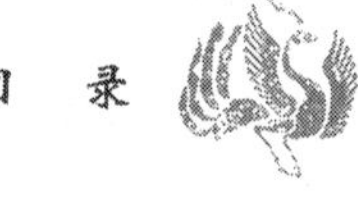

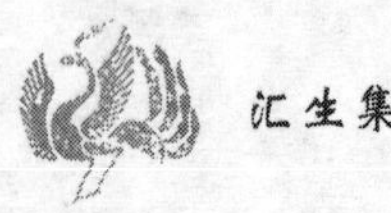

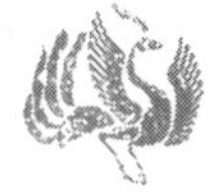

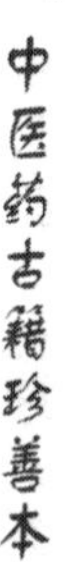
中医药古籍珍善本

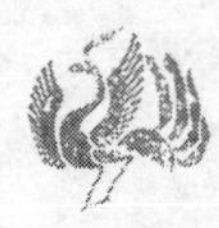

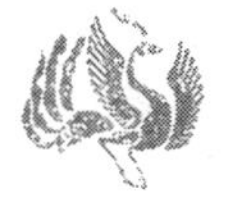

① 风:原为“疯”,据正文改。
② 蛀:原为“注”,据正文改。

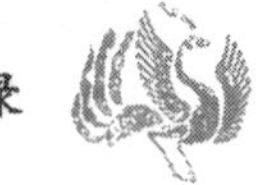

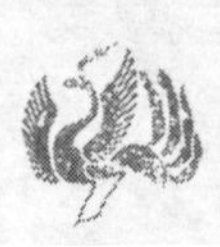

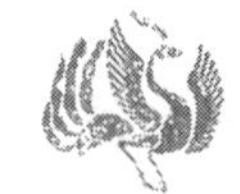

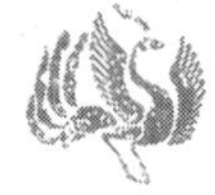

① 原为“到”，据正文改。

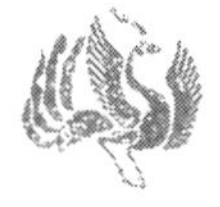

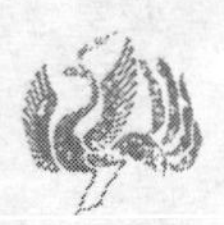

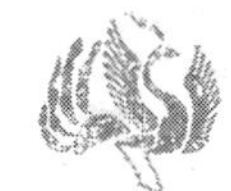

汇生集要卷之一

古越陈廷瑞君祥著　孙玉友梅　金贡三同校

脉诀　寸关尺定位

掌后高骨号为关，傍骨关脉形宛然。次第推排寸关尺，配合天地人三元。

脏　　腑

左心小肠肝胆肾，右肺大肠脾胃命。心与小肠居左寸，肝胆同归左关定。

肾脉元在左尺中，膀胱是腑常相应。肺与大肠居右寸，脾胃脉从右关认。

心包右尺配三焦，此为初学入门诀。心为火，通于舌；肝为木，通于目；肺为金，通于鼻；肾为水，通于耳；脾为土，通于唇。

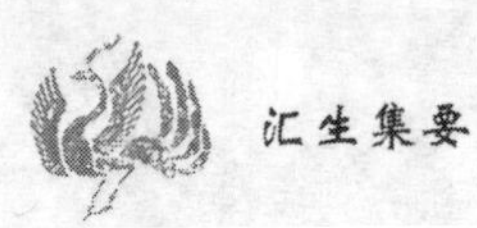

七表八里九道脉名

浮芤滑实弦紧洪，名为七表属阳宫。微沉缓涩迟并伏，濡弱为阴八里同。

细数动虚促结代，散革同归九道通。又有长短大三脉，经书所载亦当通。

诸脉主病

浮风芤血滑多痰，实热弦劳紧痛间。洪热微寒脐下积，沉固气痛缓肤顽。

涩则伤精阴败血，又闻迟冷伏格关。濡多自汗偏宜老，弱脉精虚骨体酸。

长则气理短则病，细气少兮代气衰。促为热极结为积，虚惊动脱血频来。

数则心烦大病进，革去精血亦奇哉。

浮脉　金也

浮，自皮[①]肤之上得之曰浮，阳也，金也，为病在表。浮而缓曰风，浮而紧曰寒，浮而虚曰暑，浮而涩曰雾露，浮而滑曰风痰。滑而有力曰表实，浮而无力曰表虚。浮而数曰表实，有疮疡。浮而迟曰表寒，喜近衣。浮而促曰有痈疽。瘦人得浮脉，三部相得曰肌薄，肥人得之未有不病者也。

---

① 皮：原为"脾"，据文意改。

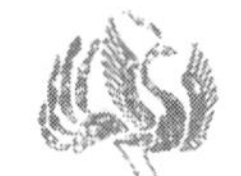

沉脉　水也

沉，自肌肉之下得之曰沉，阴也，水也。为病在里，为积，为疝，为恐惧，为腰痛，为水积。沉而实曰积，沉而虚曰少气，沉而缓曰涩，沉而濡曰水。沉而数曰里热，身肿，曰阳水。沉而迟曰里寒，身肿，曰阴水。伤寒阳症，两寸沉[①]曰难治。平人两寸沉曰无阳，必减于寿。

迟脉　土也

迟，医者一呼一吸，病者脉来三至曰迟，二至一至则又迟也，若二呼二吸一至则迟之极矣，阴脉也。为阳虚，为寒。观其迟色之微甚而为寒之深浅，微则可治，甚则难痊。乍迟乍数曰虚火。

数脉　火也

数，医者一呼一吸，病者脉来六至曰数，若七至、八至则又数也，九至、十至、十一二至则数之极矣，阳脉也，为阳实、阴虚。七至、八至已为难治。脉来数而坚如银钗刺股，曰虫毒。若婴童纯阳之脉，则七八至言其常也，不在大人之例。

滑脉　土也

滑，脉如珠之轩旋曰滑，阳也，土也。为实，为下，为阳气衰、血有余。滑而收敛，脉形清者曰血有余。脉来

---

① 沉：原无，疑有脱文，据文意加。

三五不调，脉形涩者曰痰也。右关滑曰食积，妇人寸内滑曰有孕，两寸滑曰痰火，一手独滑曰半身不遂。

涩脉　金也

涩，脉来如刀刮竹皮之状曰涩，阴也，金也。为雾露，为血枯，为盗汗，为心痛，为精涸，为不仁。涩而浮曰表，恶寒。涩而沉曰里，燥[①]涸。两寸涩甚曰液不足，两关涩甚曰血不足。两尺涩甚曰精不足，必难于嗣。

紧脉　木也

紧，状如转索劲急曰紧，阴阳相搏[②]也。为寒，为痛，为筋挛，为中恶。紧而洪曰痈疽，紧而数曰中毒，紧而细曰疝瘕，紧而实曰内胀痛，紧而浮曰伤寒，紧而涩曰寒痹，紧而沉曰寒积。

缓脉　土也

缓，状若琴弦久失更张、从而不整曰缓，阴也，土也。为病不足，为风，为表虚。与迟脉不同，迟以数言，缓以形言，其别相远矣。若脉来不浮不沉，中取之从容和缓者，脾之正脉也。缓而浮曰胃气伤，缓而沉曰荣气弱，诸脉见缓皆曰不足。

虚脉

虚，脉来有表无里曰虚，为暑，为肠癖，为阴虚、精

---

① 燥：原为“臊”，据文意改。

② 搏：原为“抟”，据文意改，下同。

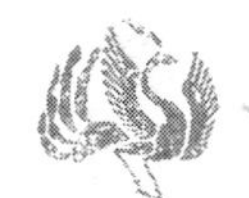

气不足。左寸虚曰惊悸，右寸虚曰喘急。左关虚曰肝衰，右关虚曰脾弱。两尺虚曰肾怯，兼涩者必难于嗣。

实脉　火也

实，脉中取之、沉取之脉来皆有力曰实，阴中之阳也，土也，为病在里。实而静，三部相得曰气血有余。实而燥，三部不相得曰里，有邪也，当下之。若一部独实，必辨脏腑而责之。妇人尺中实曰有孕。

芤脉　火也

芤，脉来形大如葱，按之中央空、两边实曰芤，阴去阳存之脉也。主上下失血、遗精、盗汗，各随所在而论之。或云芤革名，似葱而有指按之形，以斯似之得名。

伏脉　木也

伏，脉潜隐于骨间曰伏，阴也，木也。为积聚，为疝瘕，为少气，为忧思，为痛甚。伏而数曰热厥，亢极而兼水化也。伏而迟曰寒厥，阴极而气将绝也。

洪脉　火也

洪脉犹洪水之脉，表大而鼓也。若不鼓，则脉形虽阔大，不足以言洪。如江河之大，若无波涛汹涌，不得谓之洪。阳也，火也，病则为热。洪而有力曰实火，洪而无力曰虚火。洪而急，胀满；洪而滑，热痰；洪而数，其人暴吐，曰中毒。主失血、遗精、盗汗，脉洪曰难已。伤寒汗后，脉洪曰死。

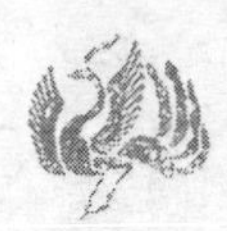

濡脉　水也

软亦作濡，脉来按之无力，如江上之浮帛曰濡，阴阳俱损之脉也。为中涩，为自汗，为冷，为痹。两寸虚[①]曰阳虚，无气以息；两关濡曰中虚，脾胃有亏；两尺濡曰涩甚，为泄泻。

弦脉　木也

弦来如按琴弦曰弦，阴中之阳也，木也。为病在肝，为病寒，在少阳。有偏弦、有双弦，偏弦者，脉来弦而欹斜也，为流饮作痛。双弦者，脉来如引二线也，为肝实为痛，若单弦只一线耳。弦而激曰怒，弦而浮曰外感风，弦而数曰热生风，弦而急曰疝，弦而搏曰饮，弦而沉曰肝气，弦而乍迟乍数曰疟。

弱脉　金也

弱，软之甚也。软弱各言其状，其实几希之异耳。为阳虚恐怖，为气血不足，久病羸弱之人多有之。

微脉　土也

微，脉来极细而软，或欲绝，若有若无也，阴也。诸部见之皆曰不足，近死之脉也。两尺微曰下痢逆冷。

动脉

动，脉来厥厥动摇曰动，阳也。其脉多见于关上。阴

---

① 虚：此处疑为“濡”，濡亦是虚脉，亦通，故未改。

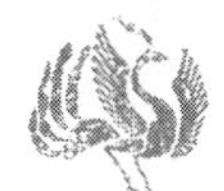

固于外，阳战于内，故有此脉，阴阳之乖戾可知矣。为痛，为惊，为崩脱，为泻痢。见于寸者为阳，阳动则发汗；见于尺者为阴，阴动则发热。

革脉

革，脉按之如鼓皮，虚大而坚曰革，牢之别名也。牢者，牢守其位，不上不下也，阳也。此精血遗亡而气独守，故半产、漏下，男子遗精。若中风而得之者，阴虚而风劲也。感涩而得之，土亢而风木乘之也，此之谓无胃气。内经曰：脉不往来，其死脉之谓乎。

小脉

小者，脉形如常减一倍曰小。《脉经》首[①]论脉形二十四种，有细而无小，今之小即古之细乎。阴也，为病不足。若无病，两手三部皆小，往来上下皆从，此禀质之清，不在病例。若一部独小曰小，病也。乍大乍小曰邪祟，诸部而急曰疝瘕。

大脉

大，脉形如常脉一倍曰大，阳也。若得病而始大，或久病而脉暴大，此为邪盛，经曰“大则病进”是也。若平人三部皆大，往来上下自如，此禀质之厚，不在病例。若一部独大，或一手独大，斯可以占病矣。

长脉　木也

长，脉过于本位曰长，阳也，木也。长而软滑曰气治，

---

① 首：原为“手”，据文意改。

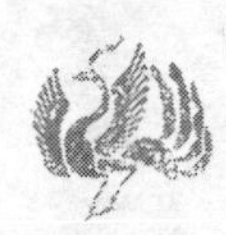

长而坚搏曰气病。上部主吐，下部主疝，中部主饮。长而洪曰癫狂病，长而搏曰阳明病。女人左关独长曰淫欲，男人两尺修长曰春秋[①]。

短脉　金也

短不及本位、来去乖张曰短，阴也，金也。上不至关曰阳绝，下不至关曰阴绝，乍长乍短曰邪祟。寸短曰头痛，关短曰宿食，尺头短曰胫冷。故于悲哀之人其脉多短，可以占气之病矣。

促脉

促，数时一止曰促，有数促之义，阳脉之极也。阳盛而阴不能和之，故有此脉。为气急，为痈疽，为怒。渐退者生，渐进者死。

结脉

结，迟时一止曰结，有结滞之义，阴脉之极也。阴盛而阳不能入也，故有此脉。为癥结，为寒气。张[②]长沙皆病脉，则近于死可知矣。

代脉

代，《脉经》曰：脉来五至一止，不复增减，经名曰代。七来一止，亦名曰代。然而代者止有[③]常，如四时更代而不

---

① 春秋：长寿之意。

② 张：原为“胀”，医圣张仲景曾为长沙太守，故人亦称之为“张长沙”，故据文意改。

③ 此处原另有一“有”字，疑为衍文，据文义删。

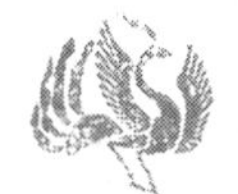

失其常。后人以脉来止而难回曰代，本脏气绝、他脏代之曰代。夫止而难回即是止耳，何以言代，本脏气绝则他脏因病而代之之说亦难通，学者宜其《脉经》为定论。阴阳骤损之脉也，为气血亏坏、元气不续。孕妊三月者多有之，霍乱之候亦有之，此病脉也。他病得此脉者，正死不疑。

散脉　火也

散，脉来涣散不聚曰散，阳也，火也，夏令[①]之脉也。芹[②]其时而得之者，血亡而气欲绝也。散而滑者为妊娠，心部散曰心多喜。

三部主病脉歌

寸脉

寸口多弦，腹内必成寒痛。关前若紧，胸中定是癥瘕。浮大中风，浮紧伤寒。急则风上攻而头痛，缓则痹顽而不安。微是厥寒之气，数乃烦热之愆，滑则多痰而胸膈气壅，涩缘气少而背膊疼酸，沉是心腹气痛，洪为胸肋满烦。

关脉

更过关中[③]，缓则饮食必少，数为胃火熬煎。紧劳气满而发喘，沉兮膈上吞酸，濡缘腰脚虚肿，伏因水气相搏。

---

① 令：原为“冷”，据文义改。
② 芹：疑误，今无从考，据文意，疑为“非”。
③ 此前疑有脱文，今无从考，姑遵原文。

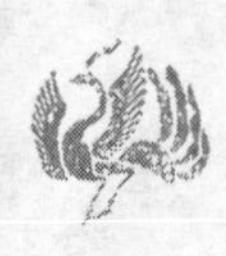

弦滑胃寒逆冷，细微气郁胀满。血之虚者涩候，气之实者若沉。左关涩兮血少，如见缓兮劳原，洪实血结之候，微弱痹冷之愆。

尺脉

尺内洪数，男为虚而女实，若遇濡滞必便浊而遗精。微为肚痛，伏为食停。滑脉小腹有恙，沉脉必致[①]腰疼。紧则痛居其腹，弦劳疝气腹膨。胃冷呕逆涩候，胃热壅闭弱形。三部之脉已讲，学者自宜考明。

男女分部脉

男子寸部须浮，女子寸部须沉。男子关部脉当紧，女子关脉缓为平。男子尺脉宜沉，女子尺脉浮是真。男得女脉为不及，女得男脉太过论。老人之脉濡而缓，幼人之脉数而急。羸瘦之脉长且大，肥壮之人实而细。

妇人脉法

妇人尺脉常盛而右手独大，皆其常也。若肾脉微涩与浮，或肝脉沉急，或尺脉滑而断绝不匀，皆经脉不调之候。

妇人尺脉微迟为居经，月事三月一下。妇人三部浮沉正等，无他病而不月者，孕也，尺大而旺亦然。左尺滑大、滑实为男，右尺洪大、滑实为女。

---

① 致：原为“至”，据文意改。

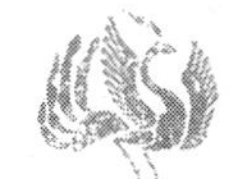

如体弱之妇，尺内按之不绝者，便是有子。月断病多，六脉不病，亦为有子。所以然者，体弱而脉难显也。《脉经》曰：三部脉浮沉正等，按之无绝者，妊娠也。何尝居于洪滑也。阴搏阳别，谓之有子，搏伏而鼓。阴搏者，尺中之阴搏也，是阳中有别，故谓有子。妊娠初时，寸微尺数，按之散者，三月也；按之不散者，五月也；脉平而虚者，乳子也。妇人经断有躯，其脉弦者，后必大下，不成胎也。

妊娠七八月，脉牢实大者，吉；沉细者，难产而死。

阴阳俱盛曰双躯，若少阴微紧者，血即凝滞，经养不固，胎即便夭，其一独死，其一独生，不去其死，害母失亡。

妇人得革脉曰半产、漏下，得离经之脉曰产期。离经者，离乎经常之脉也。盖胎于中，脉乱于外，势之必至也。

新产伤阴，出血不止者，尺脉不能上关，死。妇人带下，脉浮，恶寒，漏下者，不治。

妇人尺脉微弱而涩，少腹冷，恶寒，少年得之谓无子，年大得之谓绝产。

痈疽脉法

脉数，浮阳沉阴。浮数不热，但恶寒侵。若知痛处，急灸或针。洪数病进，将有脓浮。滑实紧促，内消可禁。宜托里者，脉虚濡迟者[①]。或芤涩微，溃后亦宜。长缓易治，短散则危。结促代见，必死无疑。

---

① 者：疑为衍文，存之亦通，故未改。

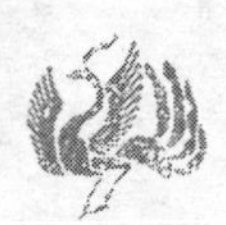

怪脉

世论怪脉，大都八种。今稽于经，殆不止此。悉于后，以广学者之见闻。

涌泉　一名沸釜[1]。脉在筋骨间，涌涌而至如泉涌出。

浮合　脉来后至者反凌乎前，如浮波之合也。

弹石　脉在筋骨间，劈劈然而至，如石弹指也，肾死。

雀啄　脉连来三五下，其坚且锐，如鸟之啄也，脾死。

屋漏　脉来良久一滴，浅起而无力也，脾死。

鱼翔　脉来浮中间一沉，如鱼之出没也。

解索　脉来如乱绳初解之状，散乱之意也。

虾游　脉来沉中间一浮，如虾之动静也。

偃刀　脉来一丝坚劲，如循刀锋之芒也，肝死。

转豆　脉来形大且短，且坚且涩也，一名泥丸。

火新　脉来如火新燃之状，随起随灭也。

散叶　脉来如散落之叶，不常之状也。

交漆　脉左右傍至，如交漆之下，袅袅然而交也。

横格　脉来横阻，如脉之横格于指下也。

如丸　脉来滑而不直，手按之不可得也。

如舂　脉来极洪极实，如杵之舂也。

如喘　脉来如喘人之息，有出而无入也。

霹雳　脉来静时忽鼓数下而去，如霹雳之轰空也。

关格　人迎[2]四盛以上为格阳，寸口四盛以下为关阴。

---

① 釜：原文“金”，据文意改。

② 迎：原文“逆”，据文意改。

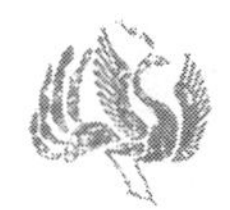

以上诸脉古称死候，苟至于此，虽上上无所用矣其技。

脉诀总论

长则气治，短则气病，上盛则气高，下盛则气胀，大则气衰，细则气少。短而急者病在上，长而急者病在下，弦而沉者病在内，浮而洪者病在外，滑而微者病在肺，下紧上虚者病在脾，长而弦者病在肝，脉小血少者病在心。浮大为风，浮绝为气。沉细绝者热，沉紧者寒。诸腑为阳主热，诸脏为阴主寒。阳微则自汗，阴浮则自下，阳数则口疮，阴数则恶寒，阳芤则吐血，阴芤则下血。弦小紧者可下之，弦迟者宜温剂，紧数者宜温剂，紧数者宜发汗。寸口浮大而病，阳中阳，苦[①]心中烦闷，身热头疼，胃中热。寸口沉细者名阳中阴，苦悲伤，不乐[②]闻人声，气少，时时出汗，阴气衰少，两臂不举。尺沉细者，阴中阴，苦两胫疼痛，不能久立，阴气不足，小便余沥，下湿痒痛。寸口牢而长，关中无，为阴干阳，苦两胫肿，小腹引腰痛，阴中阳。寸口脉壮大，尺中无，为阳干阴，苦腰背痛，阴中伤，足胫寒。尺中浮大为阳干阴，苦小腹满痛，不能溺，溺即阴中痛，大便亦然。寸口紧者中风，风攻头痛。乍大乍小，乍长乍短，为邪祟。脉来但实者为心劳，寸口弦，尺脉短，头痛。脉来但数者，心下结热。脉盛滑紧者，病在外；脉小实紧者，病在内。脉小弱浮滑者，久病；脉浮

---

① 苦：原为“若”，据《脉经》改，下同。

② 乐：原为“落”，据《脉经》改。

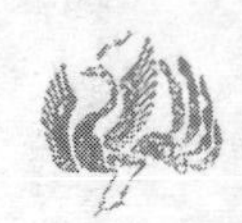

涩绝数者，新病。脉沉而弦者，有痃[①]癖，腹内痛。脉盛紧者，腹胀。出鱼际者，气逆喘急。脉缓滑者，热在内。脉中滑者，主霍乱。脉大坚绝者，癫病。脉弦急绝者，癖病。脉迟涩者，胃中有寒，有癥疾[②]。脉短而滑者，病酒。脉紧而滑者，吐逆。脉迟而缓，脾胃有寒。脉来弦钩，胁下如刀刺，状[③]如飞尸，至困而不死。脉沉数者必然中水，冬时不治自愈。脉涩而细者，痹病。沉而滑者为下重，背膂作痛。脉短而数，心痛必烦。脉微弱者，多寒少气。脉紧而数，寒热俱发，必当下之乃愈。脉实紧者，胃中有寒，苦不能食，时时痢者难治。脉弦而紧，胁下痛。脉大细滑，中有短气。脉微小者，血气俱少。脉滑者，气少血多。两手脉来阳部前绝者，苦心下寒，口中热。脉洪大紧急，病在外，若头痛，发痈肿。脉细小紧急，病在中，寒，疝瘕积聚，腹中痛。脉沉重而直，前绝者病血，在腹间滑为鬼产，弦为切痛。脉沉重而中散者，因寒食成瘕。脉沉而急者，病伤暑，暴发虚热。脉来中散绝者，病消渴。脉沉重，前不至寸口，徘徊欲绝者，肌肉遁尸[④]。脉累累如贯珠，不前至者，有风寒，在大肠伏留不去。脉微则阳不足，沾热汗出。凡无阳则厥，无阴则呕，阳微不能呼，阴微不能吸，呼吸不足，胸中短气。前大后小，则头痛目眩；前小后大，则胸满短气。上部有脉，下部无脉，其人当吐不吐者，死。浮滑者宿食，洪大者伤寒，弦小者痃癖，浮滑速绝者，食

---

① 痃：原为“弦”，据文意改。

② 疾：原为“急”，据文意改。

③ 状：原为“伏”，据《脉经》改。

④ 尸：原为“尺”，据《脉经》改。

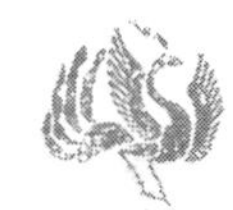

不消、谷不磨也。关脉紧滑者，有蛔虫；尺脉沉滑者，有寸白虫。三部或至或停，冷气在脾，脉不通也。脉紧长过寸口者，疰病。关脉浮，积热在胸中；尺脉浮，客热在下焦。寸口脉沉，胸中短气。若弦上寸口者，头痛，有宿食。若有表无里，邪之所止，得鬼病。何为表里？寸尺为表，关上为里，两头有脉，关上绝不至也。尺脉上不至关为阴绝，寸脉下不至关为阳绝，阴阳皆绝，不治之症也。

时令月分脉诀

脉见寅卯月分弦长，巳午月分心火而洪。四季脾脉宜迟缓，申酉肺微浮短涩。亥子月肾宜沉细，以上皆平脉，反见鬼分命危。

五行相克，如金克木，木克土之类。子扶母分瘥速，如心见缓，肝见洪，肺见沉，脾见短浮，肾见弦，谓生扶。母抑子分退迟，如肾病传肝，肝病传心之类，即肾短涩。虚邪，肝脉见沉，心脉见弦，脾脉见洪，肺脉见缓，俱为虚邪。得妻不同一治，生死仍须各推。我克为妻，假令春得肺脉为鬼，得心脉乃是肝儿，肾为其母，脾则为妻。

春得脾而莫疗，冬见心而不治。夏得肺而难痊，秋得肝亦何宜。

伤寒脉诀

太阳经病，头项痛，腰脊强，脉浮。二日阳明病，身热，目痛，鼻干，不眠，脉长，以上宜发汗。三日少阳经

病，胸胁痛，耳聋，寒热往来，脉弦，宜半表半里，小柴胡汤和解。

司天用药法

子午年，少阴君火司天（上半年黄连解毒汤），阳明燥金在泉（下半年白虎汤），道合小柴胡汤。

卯酉年，阳明燥金司天（上半年人参白虎汤），少阴君火在泉（下半年黄连解毒汤）。

辰戌年，太阳寒水司天（上半年用五苓散），太阴湿土在泉（下半年茯苓渗湿汤）。

丑未年，太阴湿土司天（上半年茯苓渗湿汤），太阳寒水在泉（下半年五苓散）。

寅申年，少阳相火司天（上半年黄柏强阴汤），厥阴风木在泉（下半年羌活防风汤）。

巳亥年，厥阴风木司天（上半年羌活防风汤），少阳相火在泉（下半年黄柏强阴汤）。

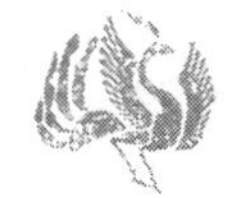

汇生集要卷之二

脏腑补泻温凉用药法

手太阴肺经

引经：白芷 升麻 葱白

补：人参 黄芪 北五味甘酸 麦冬甘寒 山药甘 紫菀苦辛温 茯苓甘平 阿胶甘平酸

泻：防风甘辛温 葶苈辛寒 桑白皮甘寒 枳壳苦微寒 苏子辛温 泽泻甘盐[①]

温：款冬花辛温 白豆蔻 生姜 干姜 广木香

凉：北沙参苦微寒 天冬 玄参苦微寒 川贝母辛苦微寒 桔梗苦辛平 兜铃苦寒 瓜蒌甘苦寒 黄芩苦寒 山栀苦寒

手少阴心经

引经：独活 细辛

补：枣仁甘酸 麦冬 远志苦辛温 山药 天竺黄甘寒 当归甘辛温

---

① 盐：即“咸”，为存其旧，未改，下同。

泻：川贝母　黄连苦寒　木香　延胡索辛苦温

温：石菖蒲辛温　藿香微温

凉：竹叶甘寒　连翘微寒　犀角苦酸盐　朱砂甘寒

足太阴脾经

引经：白芍　升麻

补：人参　白术苦甘温　黄芪　莲子甘平　芡实甘平　陈皮辛温　扁豆甘温　甘草甘平　山药　苍术辛温　茯苓辛温

泻：枳实苦酸微寒　青皮苦酸微寒　石膏辛寒

温：丁香辛温　藿香　良姜辛热　附子辛甘热　官桂辛甘热　吴茱萸辛苦热

凉：玄明粉　滑石甘淡寒

足少阴肾经

引经：独活　肉桂

补：芡实　地黄甘寒　龙骨甘平　虎骨辛微热　牡蛎盐涩　龟板甘平　山药　北五味　牛膝苦酸平　枸杞甘微温　山茱萸酸微温　杜仲甘温微辛

泻：泽泻甘盐微寒　知母苦寒

温：附子　补骨脂辛温　沉香辛温

凉：黄柏苦寒微辛　知母苦寒　牡丹皮辛温微寒　地骨皮甘寒

手阳明大肠经

引经：葛根　白芷　升麻上行　石膏下行

补：牡蛎　肉果辛温　龙骨　莲子　粟壳酸涩温

泻：枳壳　桃仁苦甘平　麻仁甘平　芒硝　大黄苦寒　槟

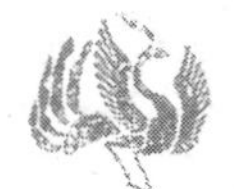

椰辛温　石斛辛甘　葱白辛平
温：干姜　肉桂　吴茱萸
凉：槐花苦酸　条芩

手太阳小肠经

引经：藁本　羌活行上　黄柏行下
补：牡蛎　石斛
泻：荔枝核甘涩而温　紫苏辛温　木通　防己辛寒
温：大小茴　乌药
凉：黄芩　天花粉

手少阳三焦经

补：黄芪　甘草　益智仁
泻：泽泻
温：附子
凉：石膏　地骨皮

手厥阴心包络经

引经：柴胡　川芎行上　青皮行下
补：地黄
泻：枳壳　乌药辛温
温：桂枝辛甘
凉：山栀

足阳明胃经

引经：葛根　白芷　升麻行上　石膏行下

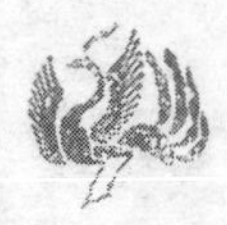

补：白术　莲子　芡实　陈皮　扁豆　黄芪　山药　半夏辛温　百合　苍术

泻：枳实　硝石　大黄

温：藿香　厚朴苦辛大温　益智仁辛温　丁香　吴茱萸　草豆蔻辛温　白豆蔻　干姜　生姜　木香苦微温　香附

凉：滑石　石膏　石斛　黄连　黄芩　天花粉苦寒　山栀　升麻甘苦平　连翘　甘草甘平　竹茹甘寒　知母甘寒

足太阳膀胱经

引经：藁本行上　羌活行上　黄柏行下

补：橘核　菖蒲　续断苦辛温　益智仁

泻：芒硝　滑石　车前　泽泻

温：茴香　乌药

凉：生地　甘草梢　黄柏

足少阳胆经

引经：川芎行上　柴胡本经　青皮行下

补：龙胆草　木通辛甘淡

泻：青皮　柴胡

温：半夏　陈皮　川芎辛温

凉：黄连　竹茹甘寒

足厥阴肝经

引经：柴胡本经　青皮行下　川芎行上

补：木瓜酸涩而温　阿胶　薏苡仁甘微寒　枣仁

泻：青皮　芍药酸苦微寒　柴胡苦微寒　青黛

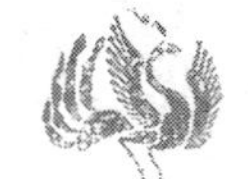

温：木香　肉桂　吴茱萸

凉：甘菊甘微寒　胆草苦涩寒　胡连[1]苦寒　车前甘寒

引经药诀

小肠膀胱属太阳，藁本羌活自本乡。三焦胆与心包络，少阳厥阴柴胡强。

大肠阳明并手足，葛根白芷升麻当。太阴肺部中焦起，白芷升麻葱白居。

脾经少与肺经异，升麻兼之白芍宜。少阴心经独活主，肾经独活加桂处。

泻火药诀

心泻必须用黄连，芩君栀佐肺能全。肝胆柴胡连佐辅，脾白芍胃石膏安。

木通小肠芩大腑，知母黄柏肾膀胱。玄参[2]沙参去五脏，连翘山栀除六腑。

柴胡芩佐三焦净，有何星火得留连。

诸药相反歌（相反之味，同剂误服，令人昏闷腹痛）

本草明言十八反，半蒌贝蔹及攻乌。

藻戟遂芫俱战草，诸参辛芍叛藜芦。

---

① 胡连：即胡黄连。

② 玄参：原为“元参”，改为现行规范名，下同。

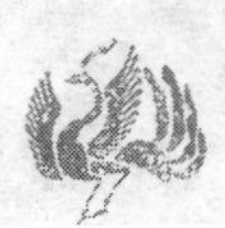

乌头[1]反半夏、瓜蒌、贝母、白蔹、白及；

甘草反海藻、甘遂、大戟、芫花；

藜芦反人参、丹参、党参、玄参、黑参、苦参、细辛、芍药。

诸药相忌歌

硫黄原是火之精，朴硝一见便相争。水银莫与砒霜见，狼毒最怕密陀僧。

巴豆性烈最为上，偏与牵牛不顺情。莫待丁香配郁金，牙硝难合京三棱。

犀角不顺川乌草，人参最怕五灵脂。官桂善能调气血，若逢石脂便相欺。

大凡修合顺逆看，配制炮剂莫相依。莲须勿同地黄服，害人非浅更滑精。

外科引经药歌

头顶生疮须藁本，面部以上用防风。两手引经须白芷，升麻羌活引身中。

脚指独活臂赤芍，木瓜牛膝两腿同。脓加首乌和白芷，要利木香栀子功。

---

① 乌头：原为“乌豆”，据文意改，下凡遇此径改，不另出注。

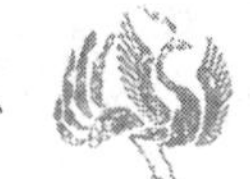

汇生集要卷之三

风　症

中风瘫痪

胆矾，于一日内研细如面粉，每便一匙许，用温醋汤调下，立出痰涎，渐轻。或服四五分。如口噤，用白梅干揩齿即口开，后用马料豆一升熬膏，徐徐吃之，去渣，即能言也。

中风危急恶诸风角弓反张失音不语牙关紧急涎潮发搐目瞪直视精神昏塞驱风妙应散

天南星（不拘多少），腊日或辰日以河水浸露星宿下，四十九日取出，米泔水洗去滑，焙干，捣罗为末。每服大人一钱，小人五分，温酒调下。如牙关紧急，生姜自然汁，薄荷少许，温酒调服。

中风涎盛少气不语附子汤

附子大者五钱，生姜，皮脐[①]，剉似麻子大，每服一

① 此处疑有脱文，今无从考，姑遵原文。

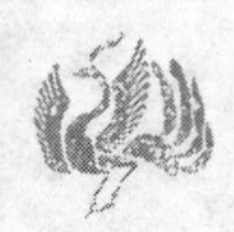

钱，煎水一盏半，入生姜二钱，和皮切片，煎至六分，去渣温服。

中风瘫痪手足亸曳口眼㖞斜语言謇涩步履不正神验乌龙丹

川乌头（去皮、脐）、五灵脂各五两，入龙脑、麝香少许，研匀，滴水丸如弹子大。每服一丸，以生姜研化，暖酒调服，一日二服，空心晚食前，一人只三十丸，服得五七丸，便觉[①]握得手、移得步，十丸可梳得头。（鸡峰方去脑、麝）

中风偏枯积年不瘥手足瘦细口面㖞斜精神不爽

青松叶一斤，择净，细切，捣令汁出，清酒二斗渍二宿，近火一宿，去渣，日饮二三服，每服半盏或一盏，不以时服，头面汗出为效。

中风不省人事

细辛　皂角

等分为细末，吹入鼻孔即省。用生姜调苏合香丸，连吃数次，再议别药。

痰迷心窍

明矾一两　朱砂一钱

共末，每服灯心汤调下一钱。

---

① 觉：原为"搅"，据文意改。

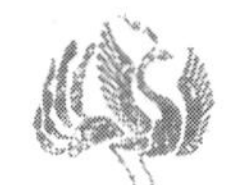

失[1]心呆

用不落水猪心一个，上号银朱三分，放入心内，纸包煨熟，连服五六个即愈。

中风不语痰火诸风并猪羊癫风

南星四两，姜汁制　半夏四两，矾水浸煎　明矾　皂结[2]　皮硝　生姜　甘草各八两

水浸三日后取起，在锅内煎干，以剂作片。加青礞石、贝母、枳壳、麻黄、黄芩、沉香各五钱，防风、天花粉各一两，共为细末，蜜丸。大人久病服三两，新病服二两，服完三二可痊。

产病女人病邪与邪物交通独言独笑悲哭恍惚

雄黄二两　松脂一两

晚间烧于桶内，令患人坐上，用被满之，留出头，三服愈。

风癫狂症验方

明天麻　防风　青黛　胆星[3]　硼砂　雄黄　朱砂各一两

临用加麝香、冰片少许。共为细末，每服五分，姜汤送下，极凶者三服愈。

---

① 失：原为“塞”，据目录改。
② 皂结：疑为皂荚。
③ 胆星：即“胆南星”。

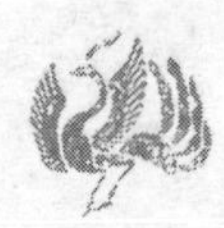

左瘫右痪痴笑口眼歪斜立效方

鱼胶半斤，用面炒黄色　上好川麻皮一斤，烧灰存性

二味等分为末，如虚加人参三钱，白茯神一钱，当归五钱，晒干为细末，炼白蜜为丸。每服二钱，陈黄酒送下，其患处出汗，三服痊愈。

三二十年痫疾不全

安息香顶好者，五钱　乳香一小块，汤泡，略洗

并研细末，用浑身白羊血和，渐入虢丹研，可丸即丸，如桐子大，每服一二粒，煎青松汤送下。

二三十年痫疾不痊大金丸（治筋骨疼痛，左瘫右痪）

番木鳖一两，去毛皮，麻油炒　麝香三分　升麻八分　羌活七钱　独活五钱　桂枝一钱　防风二钱

为细末，弹子大，大金箔为衣。每服一丸，老酒送下。

风痫癫症煎方

生龙齿三钱　茯神三钱　真黑玉金一钱　石菖蒲一钱，打汁冲　辰砂二分，冲

水二碗煎，后二味冲服。茯神可加至五六钱，后可探吐，加金器煎。

四肢不仁骨痿瘫痪方

狗脊三钱　麻黄三分　冬地龙不去泥　当归一钱五分　山甲炙末，一钱　粗桂枝一钱　补骨脂二钱　桑寄生二钱　秦艽二钱　木瓜二钱　加酒煎。

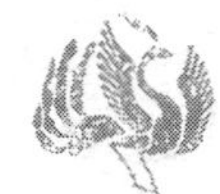

风湿肿痛白虎风

虎骨四两　木通四两

为末，每服五六钱或一两，水煎服。服至三四两后患处发红点，愈矣。

又方

去木通，加没药六钱五分，虎骨涂酥、炙黄，各为末，后入没药同研，温酒调下二钱。一日三服佳。

骨髓风毒疼痛不可运动者

大麻仁，水中浸沉者一大升，滤去暴干。于银器中慢火炒香熟，即入木臼中，令三二人更互捣一二数，令及万杵，看极细如白粉即止。平分为十帖，每一帖家酿无灰酒一碗，以沙盆柳木捶之，点酒研麻粉，旋滤去汁，又入酒，令研麻粉，尽去壳。煎取一半，待冷热得宜，空腹顿服，日服一剂，药尽令瘥。轻者止于四五剂见效，大抵甚者不出十剂，毕竟取效，其验如神。

口眼歪斜（名牵正散）

白附子　白僵蚕　全蝎

等分，阴阳瓦焙干焦为末，每末二钱，视其虚实服之。用无灰酒晚上临卧服，衣被盖之，勿令见风，令筋活动，至重者二十天愈。

羊癫风（口出白涎痰）

皂矾煅红　鱼胶切断，面炒　铅粉炒黄，各一两　朱砂三钱

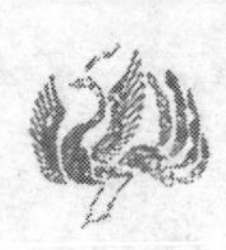

研末，空心服三钱，调送，二服除根。此症头上有红丝一根，拔去，即此处灸[1]之，亦妙。

又方

黑羊粪，煅过，遇发时开水送下二钱。

猪癫风（鼻流清涕）

用五年陈细茶五钱，生明矾一两为末，炼蜜丸桐子大，每服三十丸，冷茶送下，大便下痰，三服除根。

又方

蝉蜕五钱

瓦上焙为末，酒送即好。（治过羊风，茶矾丸）

鬼箭风（此症男左女右脚心青者是，切忌针挑、火炙）

红花　白芷　防风各三钱　威灵仙四钱

酒煎服，三服愈，取汗为度。

又方

鬼馒头四两，切片，炒黑　香附一两，盐水炒　羊骨头一两，煅灰

共为细末，每服三钱，陈酒送下，三服愈。

手足指节拳挛仙方

青竹管一个，青松毛装入笔管内，捺入满，放白炭火上烧烟，熏患处，每一日熏三个，其筋渐渐松动而开放，三日愈。如脚腿，照上法，外用生姜皮煎汤洗之，兼治妇人阴痒难忍，青松煎汤入净桶内，先熏后洗，三日愈。

---

① 灸：原为“炙”，据文意改。

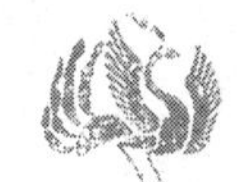

雷头风（头如雷鸣故名，诸药不愈）

山羊粪炒炭，研粉，酒送二钱，甚效。又可治脚发背、手发背，瓦焙存性，麻油调涂，立效。

偏正头风（不拘男妇）

白芷二两五钱，炒　川芎一两，炒　川乌一两五钱，半生半熟　甘草一两，炒

共为细末，每服一钱五分，卧时薄荷汤送下，盖暖出汗为度，年久者二服，永不再发。

流火风

用煤卵子研碎，麻油调敷。

又方

用雄黄末，麻油调敷，干即易之，二三日痊，用内服防己饮为妙。

肾上风

五倍子炒　松罗茶各五钱

茶调敷。

紫云风

苦参一斤四两　荆芥十二两　防风五两　蒺藜一斤四两

共为末，清油调搽，一扫光。

白癞风

芙蓉露，摘来搽之，即愈。

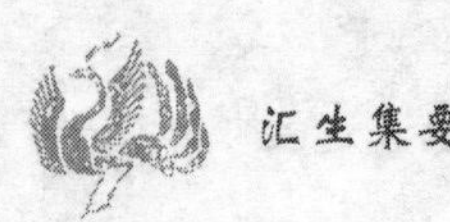

鹅掌风

雄黄　苦矾各一钱　青矾炒灰，七分　巴豆七粒　信[①]一分五厘

共为末，用猪肠调匀，成丸弹子大。先将白果肉擦一遍，洗净后用药丸搓挪，三日即痊。

鹤膝风

牛胶半斤烊化入火，酒一碗，葱头二斤，打烂绞汁，生姜二斤，打烂绞汁，须另打，入胶内同熬至滴水成珠，用飞面收，用布摊贴，三日一换，二十日即愈。

又方

用鲜大肥皂去筋膜，捣极烂，米醋滚过，不稀不稠，敷贴。外用油纸盖之，十五日即愈。

风湿肿痛遍身大小红肿块疼难忍着地不能半身不遂等症

千年健　钻地风各三钱　明天麻二钱　独活一钱五分　丹参二钱　续断二钱　虎骨三钱，酥炙　桂枝一钱　牛膝三钱

加鲜桑枝五钱盐水炒，用酒水各一碗，煎服。第二剂可加秦艽二钱，防风一钱五分，米仁五钱，赤芍二钱等药加减，女人加红花。

四肢风湿不能举动

生地三钱　当归二钱　川芎一钱五分　红花八分　细辛一钱　草乌一钱　川乌一钱　白鲜皮三钱　钻地风二钱　千年健二钱

---

① 即砒石，下同。

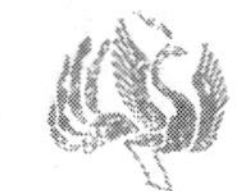

海风藤三钱

陈酒煎服。

药酒方（治半身不遂，手脚挛麻，鹤膝风，筋骨疼痛，一切风毒等症）

大川乌三钱，姜汁炒　肥草乌三钱，姜汁拌面包煨　全当归三钱　橘红五分　川牛膝五钱　净银花五钱　桔梗五钱，下部勿用　甘草三钱　川芎三钱

火酒一斤半浸七日，徐徐饮之至醉，渐渐而愈。如下部加独活、木瓜、防己。

软风药酒方

红花　防风各五钱　苏木　川乌　草乌　威灵仙　泽兰　海风藤各一两　五加皮一两五钱

火酒一斗，浸七日，每服日三次，以醉为度。忌生冷发物。

蛇皮风紫云白点阴阳顽癣药酒方

土槿皮二两　槟榔三钱　官桂一钱五分　明矾一钱五分　樟冰[①]三分　信一分　大蜂窝一个，孔内装明矾末，煅

共末，绢包扎紧，用滴火酒十二两，浸药在内，三日后用羊毛刷上，轻者半月，重者一月，下年仍要复发，内服蛇皮风药不发。

搽药方（治癞皮风，顽癣不发并紫云风）

淋稻草灰浓汁，川槿皮入内浸透。如要用，临时煎成

---

① 樟冰：即樟脑。

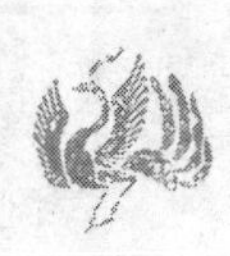

膏子，雄鸡羽翎扎扫刷患上，一日三四次，渐渐而愈。须现煎现用，隔六七日后无用矣，须五六七三月，天时风燥，易得收功。

蛇皮风

用黑背青稍大蛇一条，灌入顶好生漆半斤，口用细铜丝扎紧，不可走漏，放入灰内拌挑，候死，将蛇圈盘瓦上，微灰火炙干，为细末，后加入秦艽、独活、羌活，活血祛风等药拌入，每日清晨开水送下三钱，服完痊愈。如无大蛇，用大川山甲一个代之，外涂生漆半斤炙干，再涂再炙，炙至漆完干，为末，开水送下。以上二方无风药亦可，或蜜丸。

癞风方（名鹅翎散）

用老壮鹅一只，滚汤净去毛，时不可多。取鹅二翅大翎各七根，余毛不用，两掌黄皮及嘴上下，头、项、舌、肫、皮并血俱入汤内煮干，黄色取出，为末。每服二分或三分，空心火酒送下，盖被睡一二时汗出，汗干方止，起身，七八日见效，半月全好。服此药二十日，再服后药，或可作煎剂服。

又末药方

山甲一步[①]一片，每次一片　白芷二次[②]　番木鳖每次半分

冷酒调热送下，旧单传服此半月二十日全好，不怕掌手破烂穿底，今二方服完，万勿失一矣。

---

① 步：原文如此，疑为剂量单位。

② 此处应有剂量，疑脱。

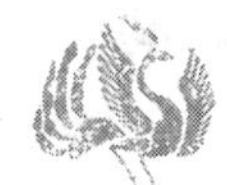

大麻风仙方

大虾蟆一只　白砒三钱　铜绿二钱　人中白二钱

同研匀，入于虾蟆肚内，外以盐泥封固，炭火煅透存性，为末，约有五钱，配苦参（炒）一两，瓦花（晒干）一两为末，神曲打糊为丸，如桐子大。每服五分，麻黄汤送下，或开水亦可，后用引经汤下。开后：眉毛先落，肝经受病，加煅石决明；眼目损坏，心经受病，加栀子；面上起泡，肺经受病，加葶苈子；遍体如癣，脾经受病，加白术；脚底穿烂，肾经受病，加补骨脂。再有五死引经药：脾死，麻木不仁，苍术汤下；血死，溃烂生脓，生地汤下；肉死，割切不痛，苦参汤下；筋死，手足梦落，续断汤下；肾死，脚底有孔，米仁汤下。

大麻风药酒神方（治头面皮塌，麻木不仁，不知手脚，指脱肿烂，不知痛痒，初起面目红肿，肉浮，渐渐皮脱指落）

大枫子肉　生地各二两　荆芥　大麻仁　川槿皮　独活各一两　豨莶草二两　白术一两　川牛膝一两五钱　白蒺藜一两　白花蛇一两五钱　苦参一两　当归二两　白菊　红花　秦艽　僵蚕各一两

共为末，用无灰酒六斤，隔水煮三炷香，出火气，缓缓服之。症重者须得三四料痊愈，轻者一二料可痊。

消风丸（治中风瘫痪，四肢不仁，半身不遂）

川乌炒　草乌　防风　两头尖　山甲炒　白花蛇　乳香　没药　雄黄各三钱　白芷一两　苍术去皮，一两　川芎　当

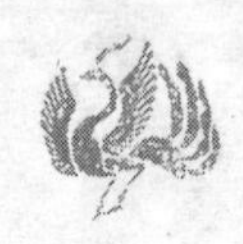

归　天麻各五钱　细辛二两

上为细末，炼白蜜为丸，每服三钱，陈酒送下。

熏洗方（治筋挛抽剥）

猪牙皂八钱　滴乳香　独活　川桂枝各一两　芽术[①]一两二钱

阴阳水各半煎，先熏一时辰，后洗穴处，拭干。用棉花包，勿泄风为妙，每日熏三次。

七圣丸（治风）

干姜末一两　大全蝎十个，瓦上焙烘为末

大胡桃十个，砻糠火煨焦，去壳为末。连前二味共末，炼蜜为丸。分作七服，每日一服，酒送下，出汗为度。

---

① 芽术：疑为“苍术”，今无从考，姑遵原文。

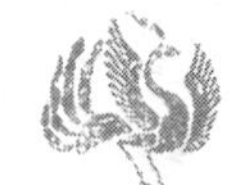

汇生集要卷之四

（劳伤吐血　痰水哮喘　黄病黄胆　虚汗盗汗 腰痛　精极血出　梦遗滑精　痰饮）

清火滋阴汤（治吐血、咳血、嗽血、呕血、唾血）

天冬　麦冬　生地　丹皮　赤芍　山栀　川连　山药　山萸　泽泻　赤苓　甘草

入童便一钟，水煎。

吐血方（身热，吐不止并效）

荆芥炒黑为细末，淡盐汤送下，送服三钱，一服即止，三服除根，血归五脏去矣。如血止而咳，咳不止，用后丸药。如血不止，加土牛膝根汤送药，前方陈皮汤三钱，更妙。

久年痰火哮喘咳嗽神验（不拘新久哮喘，兼治虚劳咳嗽，神效）

锦纹大黄一斤，煮酒，泡三日，九蒸九晒，候干为度　黑枳实四两，酒炒　青皮去穰，青盐水炒　硼砂　橘红　白术白梅卤浸，炒　茵陈各二两

上药七味为末，炼白蜜为丸，为绿豆大，金箔为衣，无衣亦可。每服三钱，空心开水送下。如虚劳咳嗽，只可

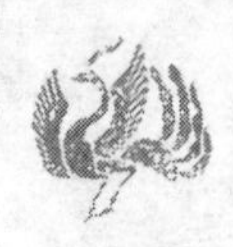

二钱，制合照原方更妙。如无金箔，其药稍缓。

吐血百药不止丹方

人中白，煅，每服二钱，陈酒送下即止。功同荆芥散。

吐血丹方（兼治痰中夹血）

嫩荷叶一张，烧灰存性，清汤送下，一日服一张，三日止。兼治滑精（名还精丹）。

鼻血不止方（乌梅，煅存性为末，吹入鼻内即止）

吐血方（兼衄血、尿血，各急治）

辰砂六一散三钱，灯心汤送下。

吐血成斗命在须臾

贯众研末，净，一钱　发灰五钱

刺柏叶汁一碗，共入大碗内重汤煮，入童便一钟，服下立止。

骨蒸劳热方

北沙参二两　地骨皮三两　知母二两　麦冬一两五钱　川贝一两　鳖甲醋炙　银柴胡　金石斛　大熟地酒煮，二两

炼白蜜为丸，每服三钱，桂圆汤送。如作煎剂，十分之一。

哑声劳方

橄榄一斤　白蜜一倍[①]

① 倍：应为剂量，疑误。

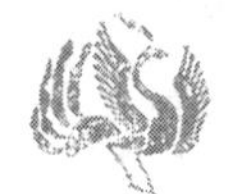

拌制瓦瓶中，饭锅内蒸七次，如遇痰嗽时即将橄榄一个同蜜食之，是然，痰化嗽止，吃完痊愈，忌恼怒。

五劳七伤

真人中白多年尿瓶内者，醋火煅　苍术泔浸　白术土炒　防风　五加皮　荆芥　川芎　当归　甘草各等分

为末，炼蜜为丸，每服三钱，陈酒送下。黄胖百损并治。

黄病丸（治男妇诸虚百损，五劳七伤，四肢无力，面黄体弱，心胃疼痛，好吃米茶、石块、果子、泥炭等物，幸勿轻忽，慎之）

陈皮　甘草　厚朴制　苍术泔浸　当归各一两　砂仁　木香　白豆蔻　川椒各二钱半　干面半斤　绿矾四两

将面作一饼，绿矾作馅，火煅，清晨至午以熟为度，取出开孔，用真米醋一碗灌入，候干收尽，剖开焙干。同前药为末，煮红枣八两（去皮），核桃肉八两打成丸，桐子大，每服三钱，陈酒送下，吃姜一块不辣，真黄病也。

黄病针砂丸

针砂二两，醋炒　青矾一两，醋炒　牛膝五钱，饭锅蒸七次　当归三钱　面粉炒黄　黑枣半斤，去核　龙眼半斤，去核壳　核桃半斤，去壳

同捣为丸，如绿豆大，每服三钱，陈酒送下。一料可治三人。

黄胆入腹将死可救方

黄瓜皮　地龙炙

等分为末，每服三钱，虚者二钱，酒调或开水，从小便而出。

黄胆验方

建栀四十九个，去皮[1]

细炒研末，均七服，每服用热酒酿[2]半茶钟送服，重者一料即愈。又方，瓜蒂瓦上焙干为末，男左女右吹入鼻中，得黄水即愈，生豆腐浆止之。

比天丸（治气虚饱闷，食下即胀，劳损之症有此症，此丸须食而下即不胀，兼且大领脾气，如虚嗽服痰药，后服）

顶大木瓜一个，挖一小孔，将心挖净，削去皮　九头大附子生者，切去皮，切片　干百合四十九片

二味入木瓜内，将白蜜挑入，至药透仍盖好，皮纸封好，放入饭锅内，蒸九次、晒九次为度，后入：

怀山药二两　江枳实炒，一两

为末，同前药相和，神曲糊为丸，如绿豆大，每服二十丸或十数丸，不可空腹服。

腰痛方

杜仲一两　巴戟天五钱，酒浸，去皮　小茴一两　补骨脂一两　青盐五钱

共为末，用猪腰子一对，剖，药入内，线扎好，湿纸包煨熟，连药老酒煎服。

---

① 皮：原无，建栀即水栀，宜去皮用，故加。
② 酿：原为“瀼”，据文意改。

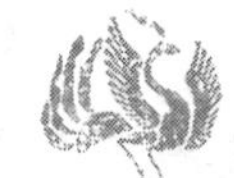

虚汗方

黄芪节　麻黄根

等分，飞矾作丸，浮麦汤送下。

盗汗方（兼治梦遗、白浊，并女子白带）

五倍子七分　肉桂三分

为末，饭打为丸，如黄豆大，放入脐内，膏盖之，或十日一换。兼治腰疼，久泻者换数个即愈。

又方（治盗汗）

单用棓[1]末，以自津唾调入脐内，外膏盖之。

精极血出赤白淋浊不拘年月远近仙方

车前子　韭菜子　莱菔子各五钱　龙骨二钱五分　牡蛎二钱五分　潼关蒺藜子五钱

共末，每服一钱至一钱五分为止，腐衣包吞，用葱七管，木通三钱煎汤送服，三服痊愈。如小便不通而疼，加蟋蟀干七枚，研末和入。

猪肚丸（治梦遗泄精，进饮食，健肢体，神虚瘦弱者服之自肥）

白术五两，面炒　苦参三两，白者佳　左扇牡蛎煅研，四两

上为细末，用雄猪肚一具洗净，瓷罐煮极烂，捣为丸，肚汁俱入，丸如绿豆大，每服四十丸，日进三服，米饮汤送下，久服自觉自肥，梦遗永止。

---

① 棓：即五倍子，下同。

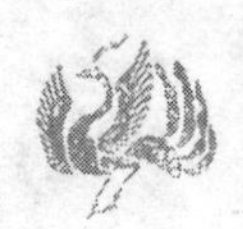

降火化痰丸（专治身体疼痛，麻木不知，消食化气，调和五脏，滋润肠胃，多进饮食，便溺通利，能止一切痰嗽，功难尽述）

锦纹大黄四两，酒浸一宿取出，用柳枝蒸三炷香　枳实三钱，净，麸炒　巴戟天一两，净，用连株黄色者，水润过，去土垢　苏子炒过不响，净，三钱　莱菔子炒，净，三钱　大麦芽炒存性，三钱

共为细末，炼白蜜为丸桐子大，每服二十五丸，清茶送下。

痰饮方（十日一发，头痛，背寒，呕酸不食）

白茯苓　吴茱萸汤泡七次

等分，炼白蜜为丸，每服一钱五分，加至二钱，姜汤送下，或用皮。

冷哮喘秘方

凤尾草　刘寄奴一名金不换，一名金鸡独立

等分为末，以糯米粉调厚糊为丸，每服三钱，开水送下，至四五两其病即愈。

定喘汤

款冬花三钱　杏仁三钱　青皮一钱　半夏二钱　枳壳一钱　麻黄五分　桑皮二钱五分　广皮五分

加鲜白果二十粒，打碎绞汁冲服，三四帖即愈，可加苏子、淡茶。

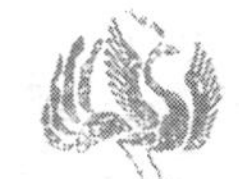

冷哮喘嗽方（不拘十年、五年、近日）

麻黄七钱，净末　干姜末三钱

淡蜜为丸，重者每日一服一钱或五分，用熟石膏二钱煎汤送下，或石膏水发丸，吃至以愈为度。

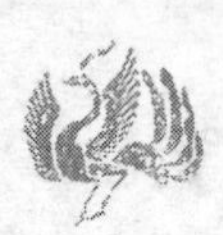

汇生集要卷之五

鼓胀秘诀

肿属脾，胀属肝，如单胀而不肿者，名蛊胀，为木横土位，难治。肿胀朝宽暮急为血虚，暮宽朝急为气虚，朝暮俱急为气血两虚。由心腹而散四肢者吉，由四肢而散心腹者危。男自下而上，女自上而下皆为逆，难治也。

鼓胀歌诀

凡医鼓胀要先知，只怕腰间黑似泥。眼黑鼻黑终须死，掌上无痕只片时。腹上无筋休要治，肾囊无缝不须医。脐内有坑不可治，顶脐并转不多时。朝肿暮消自阳蛊，朝消暮肿是阴蛊。肚上无筋是气蛊，四肢无肉蜘蛛蛊，四肢俱肿虾蟆蛊，一按一咽是水蛊，一按就起是气蛊，房事过多是脾蛊，昼夜气急、睡卧不宁是血蛊，昼夜潮热不退是食蛊，食肚四肢不肿是油腻蛊，昼夜痰喘是痰蛊。男犯色蛊毫毛卷，女犯色蛊皮紫黑。气鼓者浮肿，食鼓者胸中健直。水鼓者，黄色当心有块者，难治。如患头面肢肚俱肿，名双蛊；四肢不肿惟肚腹肿者，名单鼓，俱用此方治之，无有不效。

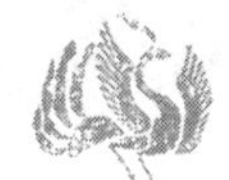

蛊胀仙方（治单双蛊）

广木香一钱五分　甘遂一钱五分

各为细末，和匀，以无凡纸包好，如双鼓，用面作饼，以前药包放入饼内，于生炭火内炙熟，将药包取出，饼与患人吃之。药末分作三服，第一服一钱二分，第二服一钱，第三服八分，俱用好酒送下。如单蛊，用大活鲫鱼一尾，重一斤者佳，将鱼腹内肠垢、鳞、翅俱洗净，用前药末包入鱼腹内，炭火上焙鱼熟，将药包取出，照前称准，陈酒随量送下。其鱼先与患人吃之，药完病痊，先吐后泻。忌盐、酱、房、鸡、鹅、蛋、醋诸般发物一百二十日，如犯复发无救，谨之，慎之。如无味，只可淡秋石代之。如肚腹肿消，服健脾丸还原。

健脾丸

白术土炒，四两　茯苓二两　苡仁三两　山楂肉二两　山药　芡实　麦芽各二两　砂仁三钱　神曲三两　甘草八钱

共末，神曲糊为丸。如看症，即此方加减，莱菔子、橘红，消补兼治。

鼓胀神方（治气、食、水、血鼓，惟酒、色二鼓不治；看手指掌照无血色者，血散也，不治；胃脘①中用二指重按，起无凹者不治；虫鼓不治；不用忌盐，真仙方也，不拘双单蛊皆治）

用吴山顶上鲜大戟根，当时切片，用铁锅炒干，不可令焦，焦则无用。实时捣碎为末，瓷瓶收贮，临用时加肉

① 胃脘：原为“胃腕”，据文意改。

桂一钱，沉香一钱，二味为末，和入为衣，用前末六钱同桂和匀，蜜丸，沉香为衣，分作三服，每服三钱，开水下或酒下，三服即愈。后不用桂、沉，惟大戟末或蜜丸，服三钱，服至旬日，无有不愈。后用健脾丸收功还原。此药服下一刻，肚腹作响，先泻清稀粪，后泻宿硬屎数断，根即除矣，泻之不休，用冷粥止之，或一日一服，或间日服，不用忌盐之仙丹也。

蛊胀方

穿山甲土炒为末，每服三钱，陈酒送下，三次即效。

又方

加青皮，等分，每服三钱，酒送，又可治奶风，效。

五蛊胀症方

大虾蟆一只，拣砂仁三两，入虾蟆肚内，用跌熟泥裹，煅存性为末，每服三钱，糖油拌，开水送下，一料即愈。不用忌口，看脐大突、有合搭筋，难治。

十蛊丹方

经霜雪陈香团一个，开盖挖去穰，加地肤子、莱菔子等分，入香团内，火煅存性为末，糖糊为丸桐子大，每服二钱，开水送下，十服痊愈。

黄肿并胸前噎膈水肿

枸橘[1]随数，浸酒服。一方加香橼[2]。

---

① 枸橘：即枳。

② 香橼：原为“香团”，据后文改。

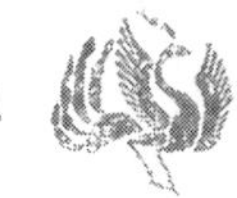

小灵丹（治腹内诸病，痞鼓，食积，鼓者，轻者肚痛、痢疾等症）

青皮一两　胡椒一钱五分，生熟各半　丁香　木香　沉香　甘遂　巴豆各一钱，不去油

共末，红枣肉煮烂为丸，或醋糊为丸，如绿豆大。每服如鼓胀三十丸，第一服萝卜汤下，吃此汤一日，忌茶。第二服须过三日，陈皮汤下，再过三日牛膝汤下，第四日红豆蔻砂仁汤下，第五服海金沙汤下。服药日不可吃茶，服一日汤头，如病轻者，不必用汤头。此方又治痞气横行、肿胀，又治胃气疼痛、腹痛、痢疾，只用十数丸，如肿胀只用此丸，如病重不能退动者，用前一二方可也。

百病丸（消酒食积，痰气水痞，肿胀，痛块能消，而不见响，又不见动，药性平常，其功甚捷）

黑丑头末，二两　香附末，炒　五灵脂各一两

醋糊为丸绿豆大，每服二三十丸或五六十丸，姜汤送下。

汇生集要卷之六

噎膈歌诀　附梅核气

噎膈生于血液干，或因火气或因痰。近于咽噎名为噎，水饮能吞食物艰。胃脘之间成隔症，食虽能进下关难。

此症总诀，因大怒，或过饮酒，或大伤肉食，三者所得，初起心火嘈杂、嗳气者是也。

噎膈神验方（不拘卧床不起，口吐白沫者，惟粪如羊屎者不治）

如初起翻胃吐食之时，用枳壳散可退，又用昆布汤当茶吃；如症重，用生姜汁法；如渐松动，可用噙化丸①；如真不能动，用珍珠散，噎核立刻开通，后用噙化丸服，愈后用枳壳散丸，后用健脾丸收功；大便不通，用顺肠丸。但此症只可食粥，不容吃饭，只可少吃，忌大荤、油腻、酒食、气、房事，方可收功。此症比如废人，死症。

枳壳散（治隔食翻胃，兼治呕恶等症）

枳壳　陈皮　后用淡半夏各四两　公丁香八钱

---

① 噙化丸：原为“禽化丸”，据后文改。

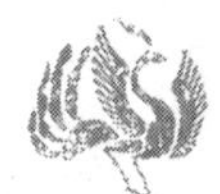

如症轻，先用陈、枳二味，加干姜末三钱。共末，时时超入口内，用昆布汤送下，呕吐自止。如不止，加半夏、丁香二味，先用昆布汤开场。

昆布汤

淡昆布二两　淮麦一合

用水煎麦化开为度，去麦取昆布，常当茶吃，布常嚼，去渣汤送枳壳散，忌茶。

生姜汁（枳壳散不能动者，用此）

生姜自然汁一小杯，用大五灵脂一块磨入汁内，用茶匙渐渐超入口内，如渐松动加用噙化丸。

噙化丸（代姜汁磨吃）

五灵脂（小块者）为末，蜜丸弹子大，口内噙化下，日日含之，加麝香少许，昆布汤饮之。

珍珠散（治咽噎有核，蛙声，汤水难下者）

大生珍珠一钱　人参一钱　猪牙皂角末四分　冰片一钱　麝香六分　月石四分　乳香净　没药净，各五分

俱为细末，渐渐入喉咽下，如核下隔二日还上，再服或蜜丸服。此药不可吃昆布汤。

顺肠丸（服之至通则止）

九制大黄为末，蜜丸，不时服数丸，如绿豆大五七丸或十数丸，或更衣丸更妙。

芦荟一两　朱砂一钱

将芦荟水化开，同朱砂为丸，如绿豆大，每服十丸，开水送下。此二方俱妙。

隔食方

白术八两，拣，土炒　当归四两，酒洗九次　吴茱萸二两，汤泡六次，晒干　红花八两，微炒　砂仁三两，去皮，炒　桃仁二两，去皮尖，炒

以上俱为末。

针砂八两，仙火①炒　阴阳水各一钟　食盐三钱

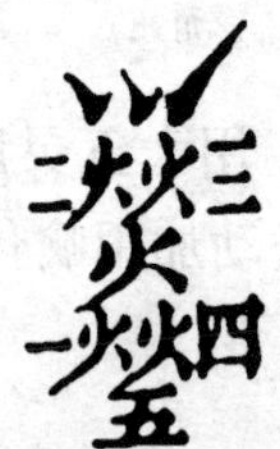

天火烧天庭，地火遍山川；雷火驱飞电，鬼火灭邪烟。仙火焙丹，普济世人，吾奉仙家法令勅。

将水倒碗内，不住手搅，以碗热住勿动，候砂成黄色为度，取起，配入前药内拌匀，枣肉为丸，如绿豆大，每服五分，白滚水送下。

隔症神验方

铅二两，用铜勺化开，加入硫黄末三钱，徐徐投下，不住手，炒黄烟尽，研末，粳米饭为丸绿豆大，朱砂为衣，每服一钱，火酒送下，即日开关，凶者三服愈。

① 仙火：见下图。

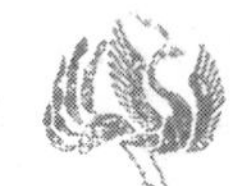

隔症奇方

千年运叶七片

黄酒一斤，煎至十二两，吃下立愈，重者三服除根。

翻胃噎膈

老生姜三斤，水浸七日，用阴阳瓦炙干，老葱三斤亦焙干存性，为细末。如遇患人，加人参，细剉一分和入，渐吃而愈。

噎膈神方

七月初出小青橘子（不拘）食盐拌浸，取出日晒夜露，愈陈愈妙。如遇患人，每早半个揉碎，开水泡吃，十服全愈。

隔症丹方

锦纹大黄一斤，入粪窖内浸四十九日，取出洗净，又有米泔水浸洗，煅存性为末，每服七分。

隔食一人，饮食一二日后一齐吐出，气味酸寒变，病久肌肉尽落、皮枯、大便羊屎，诸药无效，用千金散

猪板油十两，熬净去渣　白蜜八两，炼净

二味铜锅内熬至数沸，入生姜自然汁三两和匀，取起成膏，不时挑服含化，一服尚吐，三服愈。

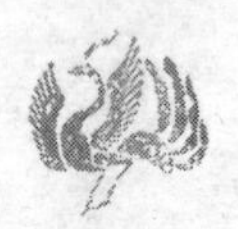

梅核隔气

瓜蒌仁　青黛　海蛤粉　桔梗　连翘

各等分为末，蜜姜汁少许和丸，如芡实大，时时含化。

梅核气仙方

铅一钱铜勺化开，又入水银一钱搅匀，倾出为末。朱砂一钱，硫黄一钱，又用鹅蛋一个去青留黄，将前药末入内搅匀，以绵纸封固，饭锅内蒸熟去壳，用仰布瓦一张，将药放瓦上焙干，去油净为末。再入木香一钱，硼砂一钱，飞过，五灵脂一钱为末，每空心一服三分，蒸酒调服，立效。忌气恼。

梅核气丹方

烧肉店内竹灯挂（须陈者佳），煅存性为末，作三服，酒送下。

又方

款冬花揉软，代烟吃，愈。凡肚内、胸膈、喉间疼痛、汤水难下者用此。用坎器七八条，煎汤灌之，即下。然后察其何病，用药可也，不纳者不治。

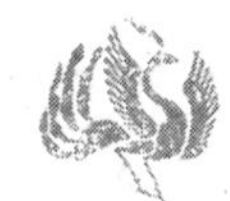

汇生集要卷之七

积聚痞块癥瘕痃癖肠覃石瘕论

气之所积名曰积，取郁积久而发之义也。积有五，皆五脏所生阴气也。阴脉沉而伏，其症始发有常处，其痛不离其左右，上下有终始，左右有穷处，皆痰饮、食积、死血之所生也。气之所聚名聚，聚散不常之义也。聚有六，皆六腑所成阳气也。阳脉浮而动，其始终无根本，痛发无定位，上下无留止。积与聚属脾部俱紧气痛也。丹溪曰：痞块在中为痰饮，在左为死血，在右为食积。又曰：凡积块不可专用下药，徒损真气，病亦不去，当使消导使之融化，块去后须大补脾气。脾胃乃积聚痞块之根，宜大补脾气为主，元气一旺则邪气渐自消矣。

五积见症论

肝之积名肥气，在胁下，如覆杯，有头足，久不愈，令人发咳逆，疟，连岁[1]不已。心之积名伏梁，起脐上，大

① 岁：原无，据《难经》加。

如臂，上至心前，久不愈，令人烦心。脾之积名痞气，在胃脘右侧，覆大如盘，久不愈，令人四肢不收，发黄疸，饮食不为[①]肌肤。肺之积名息贲，在左胁下，大如覆杯，久不愈，令人洒淅寒热，喘咳，发肺痈。肾之积名奔豚，在小腹，上至心下，若豚状，或上或下无时，久不愈，令人喘逆，骨痿少气。凡痞块在皮里膜外，须用补气药及香附开之，兼二陈汤，先须断厚味为要。凡妇人有块，多属死血。凡木香、槟榔去气滞，神曲、麦芽去食积，虻虫、水蛭去血积，礞石、巴豆去痰积，牵牛、甘遂去水积，雄黄、腻粉去涎积，硇砂、水银去肉积，名从其数也。

积聚诸方　传尸劳　样色方　保和丸

磨积丸（治一切块，不拘何块，皆能消散）

京三棱　蓬莪术　红花　槟榔　阿胶醋煮化　川连姜汁炒　枳实醋炒　厚朴姜汁炒　五灵脂　莱菔子　熟大黄醋酒浸蒸，各一两　桃仁一两　海石[②]醋煮　神曲炒　当归酒炒　山楂炒，各二两

共为细末，醋化神曲、阿胶为丸桐子大，每服四五十丸，开水送服，频频下之。如腹中大便溏滑，其丸渐减渐消而愈。如块大，一时不能动，大便闭结者，先用鼓胀部中小灵丹数服，后用此药。

沉香丸（治胸膈饱闷，痞块癥瘕，食积肚痛，心疼，面黄肌瘦，呕吐等症）

五灵脂五钱　丁香二钱　砂仁五钱　白蔻仁五钱　香附五

① 为：原无，据《难经》加。

② 海石：即海浮石。

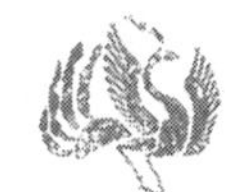

钱　良姜八钱　陈皮八钱　制半夏一两　使君子五钱　三棱五钱　莪术五钱　沉香二钱，不见火　白檀香三钱　麝香三分　干漆七分　没药三钱　巴豆三钱，不去油

共为细末，神曲糊为丸，如桐子大，每服姜汤送下十丸。

痞块膏药方

用内伤，或不拘，用信三钱研末，摊入膏药夹层内，藏灭，贴痞块上即消。

传尸劳仙方

开口花椒炒去油，为细末，每服二钱，米汤送下。或糊为丸，如梧子大，每服三十丸，治一切虫疾宜服之。河南郡王府传其功，甚捷。

样色方

大黄一钱　巴豆五分

为末，饭为丸绿豆大，金箔为衣，每服二丸，清汤送下，有血虫鳖行下，以粥补之。

保和丸

(治饮食所伤，胸膈饱闷，或腹中食积痞块，多服日渐消散。脾胃虚者，补药服之；血虚者，四物汤服之。又治痰积、吞酸、呕吐、内伤、隔食)

山楂五两　神曲　半夏各三两　陈皮一两　莱菔子一两　砂仁末三钱　干荷叶二两

共末，神曲糊为丸，每服三钱，开水泡姜送下。

又方，可加甘遂二钱，去荷叶，每服五分，比上方

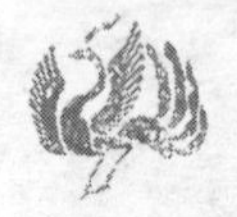

又速。

痞块神效膏（此方已验数张，满腹硬过脐者，一二张愈）

用臭椿根皮，在上中者佳，一大束，去粗皮，只用白皮二斤，切碎，入铜锅水熬，滤去渣，用文武火熬成膏，摊标布上，先用生姜擦去垢泥，后以膏贴痞上，初起微疼，半日后即不痛矣。候其自落一张即好，永不再发。贴膏上四周围有水即愈，贴膏时掺麝香少许。

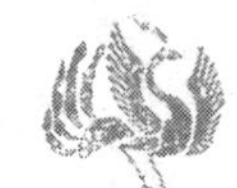

汇生集要卷之八

九种心痛

红花　延胡索　枳壳　五灵脂各二两　郁金一两　巴霜　丁香　木香　沉香　雄黄各二钱

共为细末，陈酒、火酒等分，作糊为丸，如绿豆大，每服三五丸，照药引送下，立止。一受寒或吃冷物心疼，用吴茱萸一钱，姜皮三片煎汤送下；一受热或食热物即痛，用枳壳一钱，川连末八分，水煎送下；一受气心疼，日轻夜重，用木香二分，姜皮三片，水煎送下；一受血滞心疼，日重夜轻，用红花三分，姜皮一撮，水煎送下；一郁结心疼不快，气怒即发，用姜皮二钱，水煎送下；一受虫攻心痛，时时呕吐清水，唇红面白，用楝树根白皮二钱，川椒三分，乌梅一个，姜三片，水煎送下；一受痰涎心痛即发，肚痛，用半夏二钱，陈酒一杯煎服；一受食积饱闷即痛，用麦芽三钱，山楂二钱煎服；一受饥①饱、受寒即发，用冷水送，大便实者可用。

九种胃痛仙方（大便无比者，一服即愈，后不可食物一天）

荜澄茄五钱　石崖上青苔五钱

---

① 饥：原为“肌”，据文意改。

共为细末，每服酒送下，立止，永不再发。用石癣者佳，非青苔也。

胃疼丹方

桂圆肉一个，先盐擦一遍[①]，后入母丁香一粒，外又用盐滚过，放瓦上炙焦存性，为末，黄酒送下，一服立止。防发。

胃痛仙方

南枣十个，去核　生矾一两

打烂丸如桐子大，朱砂为衣，每服七丸，开水下。重者二服即愈。

① 遍：原为“边”，据文意改。

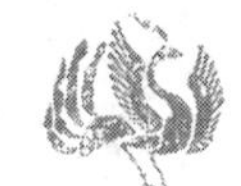

汇生集要卷之九

腹痛痧疼（附百病还散纯阳救苦丹，治百病）

凡胃脘下痛者，多属食积；绕脐而痛者，属火；左右近胁痛者，多属死血；小腹痛者，属寒。当宗此辨之。凡人脐下忽大痛，人中黑色者，多死不治。大抵痛随利[①]减，有绕脐大痛，势急欲死，百药不效，用大承气汤连下二次，硝黄各至五钱方效。此法亦不已而用之，未有视为常例也。亦有寒痛，亦在小腹，宜吴茱萸汤。甚者，椒、附炒盐、葱熨之。虚甚，六君子汤，以手按之则止。实痛，手不可按者是也。

腹痛用效方

白芍二钱五分　生甘草一钱　青皮　陈皮　砂仁　延胡索　山栀各七分　乌药五分

如痛连胁，两膀痛，加柴胡七分。有热冲上，加黄芩。

又方（治腹痛呕吐）

橘红　半夏　白术　蒲黄　诃子　荜澄茄各一钱五分

---

① 利：原为“痢”，据文意改。

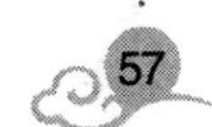

阴症腹痛待发甚险良方

用硫黄一小块或一钱为末，火酒送下，即愈。

肚痛方（其人腹内长痛，或十年数年不愈者）

真黄泥二钱　马粪四钱，炒

每服三钱，开水送下，一服即愈。

腹痛斑痧方

生大黄二两　巴霜五钱　干姜一两　麝香一钱

共为细末，后用煎药水为丸。

枳壳　槟榔　厚朴　三棱　莪术　栀子　黄芩　青皮　萝卜子　白芥子　木通　藿香　延胡索　苏叶

以上各三钱，煎药水去渣，和前末为丸，如绿豆大，外用朱砂为衣，每服大人三丸，开水待温送下。忌生冷、油腻、大荤三五天。兼胃疼俱可治。

绞肠痧

凡痛甚而手足冷者，阴经受病，身上皆有红点，将灯草蘸油，燃灯泡之。如手足暖而痛甚者属阳，将臂下恶血聚于十指尖，以银针刺十指，近指甲一分半，令出紫血即愈。

又方

用刀法，总云：痧从舌上起，不拘何痧，在胃脘下、舌肚上浮皮用小糜刀挑出血，或十刀二十刀，知痛住，即愈矣。兼治中风。

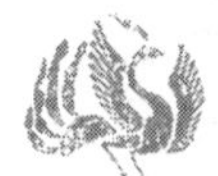

羊毛痧方

砂仁 木香 朱砂 川芎各三钱

共为细末，每服一匙[1]，开水送下，绝妙仙方。兼治胃气。

绞肠痧

垂危将死，尿屎已出，用芋艿一片放入口中，咽汁下喉即醒，醒后再吃几片可也。

人马平安散

朱砂 雄黄 牙皂 胡椒 半夏 火硝 细辛 玄胡索 青黛各二钱 麝香 冰片各五分

共为极细末，鼻闻。本方味味后每用一钱五分。

治一切百病还魂散

川芎晒 生石膏 雄黄 乳香净 没药各六钱，净 牙皂一两五钱 细辛四钱，晒

各为细末，听用。治一切头风、瘢痧、肚痛、小儿急慢惊风、大人中风、小儿撮口，俱用此药吹入鼻内，立验。

纯阳救苦丹

巴霜净 朱砂各四钱 雄黄 小南星各六钱 全蝎 僵蚕 当门子各三钱 蟾酥火酒浸化，二钱

---

① 匙：原为“题”，据文意改。

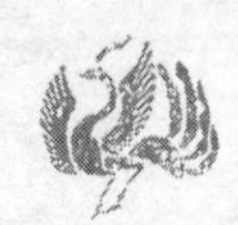

共研极细末，黏糊为丸，如芥子大，每服大人九丸或七丸，看壮弱用之。二三岁小儿四丸加减。此药丹治一切暴中风、暑中、牙关紧急，不省人事，风热癫痫瘛疭，寒中太阴，手足厥冷，脐疼、头痛欲裂、诸心腹痛、伏暑伤冷、霍乱吐泻、红白痢疾、瘕痧肚痛、大小便不通、时气疫症、时行感冒，俱用温清汤送下，孕妇忌服。

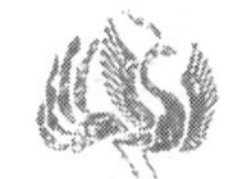

汇生集要卷之十

疟疾论

疟疾由来非一端，六经五脏有形参。连朝间日知深浅，阳分邪轻阴分难。

风暑感人从外至，内因食积与停痰。汗多汗少求虚实，弦数弦迟定热寒。

实可祛邪行截法，虚宜养正自痊安。先寒后热名寒疟，单热无寒号曰单。

温疟从来先作热，若还暑疟汗漫漫。山岚瘴疟宜祛逐，痰疟休吞鬼哭丹。

久疟全消方

威灵仙　莪术醋炙　麦芽各一两，炒　生首乌二两　金毛狗脊八钱　黄丹　青蒿子　穿山甲　鳖甲各五钱

如小儿用鸡肫皮五钱，炙，外用山药粉、饴糖各一两。共为末，用水糊为丸，候半饥，姜汤送二三钱。凡处暑后、冬至前或间日缠绵日久，须治疟母，此方半料痊愈。

三日疟方

常山　槟榔　甘草各三钱　乌梅三个　紫丁香寒多三十粒，寒少二十粒

清水煎服，第一日服二煎，第二日服头煎，须得露过一夜，服后不吐即泻。忌鸡、鱼、扁豆。

三日疟仙方

密陀僧五厘　大枣一个　葱头一个　蒜一片

共研烂为丸，冷茶送下。早一时辰，当日还来，次日不发。

又方

白芥子二钱

研末，清汤下，三服立止。

间日疟方

真川贝去心元米炒，一两　半夏一两，老姜汁拌炒

共末，每服三分，空心淡姜汤下，来日早一服，明日一服，后日一服，极重六服，三日即愈矣。

又方

姜汁拌药末，姜汤下。

脾虚寒疟多热不思饮食方

良姜麻油炒　干姜泡

各等分为末，和猪胆汁为丸，如绿豆大。临发时酒送四十丸，甚佳。如单热不寒，用四物、凉血等药。

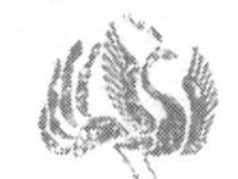

单疟方（凡疟独热不寒，大渴，夏秋冬有此病）

知母　麦冬　花粉　葛根各七分　黄芩　生地　柴胡　牛膝各五分　晚米二钱

水煎服。

小儿一切疟疾

壁喜窝三个

煎汤服，即愈。

又方

猪后蹄烧灰，以乳汁调一撮，服下即效。

伤寒回生膏（治阴症真者，看其指甲青黑色，如色浅病浅，黑重病重，如五六笃甚）

飞矾　黄丹　干姜

各等分为末，加葱头数个，打烂敷[①]脐上，用热砖烙之。

阴症伤寒

绿豆粉　芝麻各一分　胡椒三厘

共为末，用滚酒送下。不饮酒，滚水亦可。未服先盖被，出汗为度。

大人小儿热极不退用此清之

六一散一两　青黛二钱　朱砂三分

① 敷：原为“付”，据文意改。

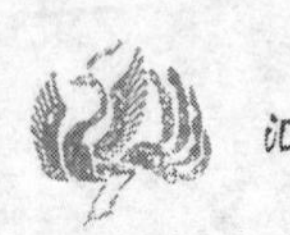

量用，灯心汤送下。

治肿项头名虾蟆瘟

僵蚕二两　蝉蜕六钱五分　大黄四两

共末，姜汁糊为丸。每服一钱一丸，小儿减半，蜜汤送下。内府仙方。

时邪发表方

淡豆鼓三钱　枳实一钱五分　花粉一钱　杏仁三钱　黄芩一钱，酒炒　通草　广皮各一钱　焦栀一钱五分加减　滑石三钱　连翘一钱

有汗加大豆卷三钱，加淡竹叶等。

时邪代白虎汤

杏仁　大豆卷各三钱　青皮　知母　木通　黄芩各一钱，酒炒　陈皮六分　葛根　归尾各二钱　枳实一钱五分　生谷芽加减或麦芽

化斑解毒汤

玄参　知母　石膏　人中黄　升麻　连翘　牛蒡子甘草　淡竹叶

发疹方

第一日用香苏饮加减，发出。次日：

牛蒡子　葛根各二钱　蝉衣　前胡各一钱　薄荷　桔梗各一钱　杏仁　枳壳　山楂　甘草　芦根　加减，外用芫荽煎汤，或西湖柳煎汤，揩前胸、后背心，发透便安。

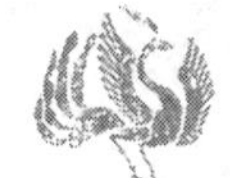

阴阳易方

男病为阴易，女病为阳易。

干姜四两

为末二钱，米饭下。盖被出汗为妙，手足伸，遂愈。

疟疾神效膏（治诸疟）

每一岁用白胡椒一粒，研末，用膏一张，掺上，贴背上向下第七节骨上，即愈。

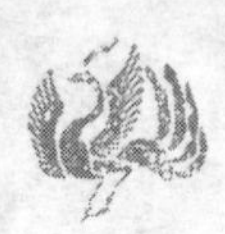

汇生集要卷之十一

痢　疾

湿症热瘀而或痢，里急厚重由气滞。下迫窘痛火为殃，未虚芍药并成气。

下后虽宽痢不清，香连化滞应须记。若还久病补兼升，虚坐努责和血是。

表里有热内疏之，小水不通可分利。身寒呕送脉细微，水液澄澈制温剂。

豆汁鱼脑半死生，尘腐纯血皆难治。噤口多因胃火升，若然不禁须兜往。

（方在鼓胀部，小灵丹极效）

痢疾丸

锦纹大黄　韭菜汁　车前草汁

各般将大黄拌湿，以蒸笼蒸一次，少顷取出，以日晒干。又将前汁拌湿、蒸晒，如此九次，酒糊为丸，或砂糖同糊亦可。每服二三钱，红痢灯心汤，白痢姜汤，红白相兼者，灯心、姜汤同下。

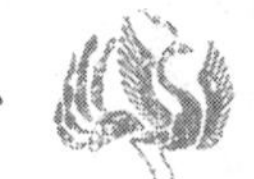

久泻虚痢方

黄丹　明矾　黄占[①]各一两

将占入铜勺内溶化，次将丹矾入内搅匀，乘热丸如葵子大。每服二丸，空心米汤下。小儿一丸。

水泻痢疾（贴脐内受寒更妙）

龙骨　木鳖面包煨　赤石脂　胡椒各等分

共末，蜜丸，梧桐子大，黄丹为衣，纳脐中，外膏药盖之，神效。

噤口痢方

玄胡索半生半熟，醋炒

共为末，每服三钱，小儿一钱五分。赤痢白糖三钱，白痢砂糖三钱调服，或姜汤送，或萝卜汁送下。

小儿水泻呕吐不止方

硫黄　滑石

等分为末，每服八分，饮汤下。

久痢不止方

用四仁丸加减。如纯血泻，名肠漏，不治。

生地　麦冬　当归　白芍　五味子七粒　丹皮

等分，俱炒黑煎，加减。

---

① 黄占：即黄蜡。

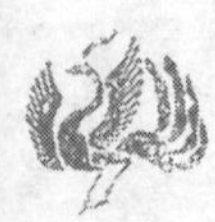

汇生集要卷之十二

疝　气

凡治疝气，须辨寒热。痛而不已者，属寒。或作或止者，属热也。

治疝症通用方

广皮　青皮　小茴　柴胡各七分　川楝子一钱　延胡索　橘核各八分　山楂　龙胆草　黄柏　神曲各五分　荔枝核二枚

加姜一片。如水疝，加猪苓、泽泻、苍术；寒疝加吴茱萸一钱，乌头八分；筋疝加黄连、大茴、连翘各八分。此疝阴茎肿胀，或溃而为脓，里急筋缩，或茎中作极痛痒，或挺从不收，或出白物如精，得之于房事、劳伤及邪热所使，宜降心火。血疝加桃仁、红花、没药各八分。此症状若黄瓜在小腹二端横骨，俗名便痈，得之于夏秋火燠劳于便内，宜和血之剂。气疝加乌药、香附各八分，去茴香。如动怒则大痛，即气疝。狐疝加乌药、草蔻仁各五分，与气疝同治。癞疝加苍术、白芷、川芎各七分。此症大而不疼不痒。

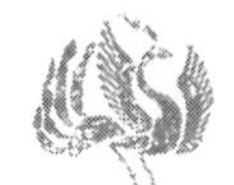

补脾理疝方（治火疝不已，原起于疟，渐发小腹，此肝木克土，遂成此疝，治当清补兼施治之）

白术　山楂肉　茯苓　扁豆　米仁　神曲　延胡索　青皮　白芍　焦栀　川楝子　橘核各七分

水煎服。

治疝神方（痛，甚至上冲如有物筑心脏，欲死，手足冷者，三服除根）

硫黄五两，入豆腐煮，换腐四五次，又入萝卜汁内二次，取净硫黄四两，大荔枝核四十九个研细，橘红一两八钱，以上三味为细末，不可经火，水法为丸，或老米饭为丸，桐子大，早晚滚水送下一钱五分，服完即愈。淡酒送下，其痛立止，亦不可过也。

诸疝海上仙方（木肾流肠诸疝）

用黑猪腰子一对，不见水，去膜并内血，大茴、小茴各二两，俱盐炒为末，同腰子拌匀，再用猪水泡一个，将腰、茴入猪水泡内扎住，用生白酒三碗，入砂锅悬煮，干至碗，取泡切碎，连药焙干为末，连前煮剩酒打糊为丸，如梧桐子大，每服七十丸，或三钱好酒送下，立效除根，永不再发。一方服四次即愈。

立消斗大疝气丸

沉香　紫苏　苏木　苍术　南星各五钱　陈香橼[1]一个，切碎

---

① 香橼：原为“香团”，据清代鲍相璈著《验方新编》改。

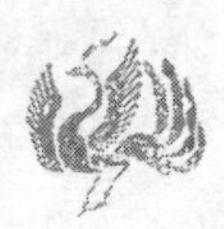

雄猪尿泡一个，入前药扎紧，陈酒四五斤煮烂，面糊为丸，如桐子大。酒送下四十丸，药完愈矣。

真小肠气疼痛难忍方（属寒，面青唇紫，或不时发者）

油核桃七枚，劈开

去油，用铁丝扎合，用微炭火上煅烟，先与患人闻其烟气，气将尽用水泼灭，用火烘干，研末，酒送下，除根。

小肠气偏坠方

光粉一块，用湿粗草纸包，煨红出火气为末，用生姜自然汁调敷患处。如干燥，稍有微痛，次日即消，而软再加，添上药三次，除根。

疝气止痛法

用火甏一个，内放炭基，甏口用粗草纸二张烘热，熨于疝上，冷则更换，二时辰即止痛。内服橘核，焙干为末，每服二三钱，三服亦除根矣。

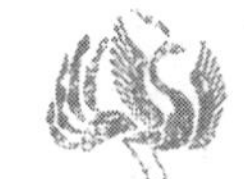

汇生集要卷之十三

眼科萃要　轩辕论

帝曰：外瘴者，肝中得病；内瘴者，胆中用药。外瘴者，肝上有膜，先令吃药去膜，然后用点。内瘴者，胆上有膜，胆汁热枯，用药调理，唤作青风瘴，虚则补之。二十以上、三十以下凉药多用不妨，五十以上、六十以下温药始合宜。毒眼、赤眼用治心肺之药，审其虚实，解其风血先宜，解后点洗，及患翳膜疼痛者，不宜宣解。凡人患眼，皆因酒色思虑，恐悲愁，食毒酸盐，致令血气不均，肝气损动。调理肝肺，则用药明矣。

眼科要论

盖二目之灵，五脏之精，其神属肾，其窍属肝，其乌属血，其白属肺，其角属心，其胞属脾，其掩属胃。动属阳，静属阴，阴阳动静，开合也。分而言之，曰心肝脾肺肾属阴阳。总而言之，不外乎血，血盛则明，能远能近，血虚则昏，不能远近，皆血使然也。功于此者，切不外此而他求也，故治法不同。老少风热诸般眼疾，先治其本，

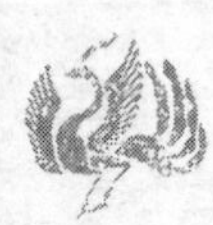

后治其标。如风热之症，两太阳头顶眩痛难开，两泪交流，鼻塞面红，心中烦躁，此乃风热入脑，虚热生风之症也。当补血除烦为主，祛风伐邪为佐，泻火为使，切不可专以祛风降火而损血，以致瞎眼也。大抵眼热之症有三：虚热、实热、气热。虚热者，乃病后失于保守，或因房事过伤，虚耗阴血，相火炎上，熏蒸脾胃，以致两眼涩痛羞明，其目赤而不肿，以四物为主，兼阴胃热使却相火。实热者，其人禀受素厚，或饮酒过多，或因怒气冲上，或劳动心苦，其目赤肿涩痛难开，宜泻心凉血为主。气热者，天行时气也，多发于三伏秋后，感天地之邪热，起居不谨所致，治当发邪火，柴胡、白芍、干葛之剂为主，次用养血。迎风流泪，近视昏花，多因病前误用发散之剂、刺血之故，或愈后不谨房事，太早失于调养，以致昏花光少，治当大补血气为主。风粟眼疾多是脾胃火盛，目痛日久不愈，郁而生粟，外用挑刺之法，内用散火除热之药，生血和血为主。其眼赤眩烂，乃脾胃湿热生风，热泪不干之故，当用防风、荆芥、羌活、茯苓、白术除湿之剂，外用赤石涂法。胬肉拔睛乃怒气伤肝，气盛而生胬肉，治当泻肝之火、退心之热、顺肺之气，外用点药以夹攻之。外瘴多是肝脾不足，血气停滞而生，或太冷之药，积血、气滞凝结不散而成，当活血流气，用陈皮、枳壳、川乌之类，外加推点之功。内瘴多因暴怒，气血上攻作痛，误用凉血之药积滞而成，治须温补其心肾，推点于外。血灌瞳神、赤丝贯精乃心气热甚，积热于中，治当大泻心火，兼点散之药。拳毛倒睫多是脾虚，肉轮张弛之故，治当补脾养血之药，外用紧皮收法。清光不见物乃肾水枯竭，精气耗散，或脑子凝结，

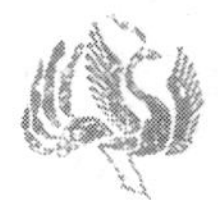

流入于中，混浊真精而成，治当补其元气、养其气血、生其肝血，百中求一之症也。如脑子凝结者，当散脑油以清肾水。

盖眼症七十有二，实不外乎虚实而已。暴痛为实，久痛为虚。肿起为实，细小沉陷为虚。故曰：实痛外瘴、外肿，虚痛外陷、外涩。实则泻其火，虚则补其气，生血养血间乎中。泻火不可损其血，补气不可动其火。盖气盛则热，气虚则寒，气平则温，故补气勿补其火，而温补之，何火之有。是故治眼大纲不过补泻，再用推点，一切不足计也。

盖眼科用药，败血不可过多。况刺血不谨，败血。既[①]谨凉血，亦不可多用败血，多服则生黑暗、青黄障膜。故木贼、蒺藜之类虽能止痛去风，然大肠、肝肾不能久服寒凉之药，故木贼等只可为佐，暂用为君，养血和阳之药不可舍也。蜜蒙谷精之类，俱是佐使之药。若肝火热甚，赤芍、胆草最宜。黄芩桑皮大泻肺火，柴胡黄连能除心热。栀子石膏胃热可攻，防风荆芥时热可用。补血川芎当归，养气必须丹参桔梗。除烦去燥多用地黄麦冬，退翳必须蝉蜕羌活。血灌瞳仁[②]大黄可退，赤脉贯精红木可除。黑精凸出，枳壳三黄急侵；乌精下陷，升麻黄芪为君。风热入脑，干葛白芷当兴；寻常昏暗，只宜补血为高。治之用药，活变在人，非言可传。妙在心思精悟，今略引其指而已。

白精变赤，火盛肺位。上下红肿，火盛脾位。五色花

---

① 既：原为“即”，据文意改。

② 瞳仁：原为“童人”，据文意改。

翳遮睛，肾不足也。神光清散披翳膜，肝虚火旺也。赤脉属心，目中血灌痛涩，火自旺也。从瞳上直起一星，名月上珠。至遮，仙人不治。从乌睛上生下，名垂帘障。下生上，名坐起生。花旁生过，名穿珠障。乌睛起二三星，名虾须内障。若乌风内障，日久难治。

五脏受病歌（左眼通乎肾肺，右眼通乎命门）

赤眼赤肿脏积毒，赤而痛者肝之热
赤而昏者肝之虚，大眦赤者心热极。
小眦赤者心之虚，白眦肺经热不清。
多眵泪出肺之虚，视物不见脾虚极。
羞明脾有余怕日，茫茫昏花肝热积。
迎风流泪肾不足，赤膜伤眼火燎目。
白膜遮睛肺克肝，迎风流泪发痒风。
肾虚瞳神散火多，肾热瞳神细小缩。
早晨昏主头风者，日中昏者病未速。
夜昏定见脑多冷，浮翳遮睛肺热蹴。
胞罗凸起必损睛，眼热瞳神脏不宁。
瞳神倒入血气少，赤膜遮睛脏热极。
头晕眼旋赤星乱，不痒不痛尽虚情。
赤而热痛实在血，肝经虚热血侵睛。
久昏物遮胃热极，痛而生冷肾虚因。
左赤传右为阳旺，右赤传左旺阴经。
左右相传邪热害，两目睛黄酒毒荣。
目近视者劳脏腑，积年赤者肝风增。

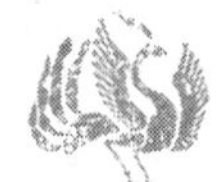

眼睛凸出脏不宁，眼见黑花肝虚极。
睫毛倒拳肝虚症，大便后昏脏不和。
过水眼花肾受湿，产后生花血气衰。
小儿赤烂胎风热，雀目青盲肝虚烈。
青盲有翳肝热风，眼内出脓阴虚结。
目偏视者脏腑劳，目眇小者气血极。

五形冷受病

珠泪冷肝主生，心冷睛生光辉，目闭不开脾冷，肺冷羞见难明，肾冷瞳神大小，胃冷视物不明，膀胱冷生昏暗，大肠冷主昏沉。

五形热受病

心热血灌瞳神，肝热胬肉扳睛[①]，脾热胞生肿痛，肺热火障时生，肾热瞳神疼痛，胃热红肿偷针，膀胱热毛倒睫，大肠热赤膜生。

眼有七不治

七般不治则如何，眼凸眶下是宿疴。无了瞳神无了泪，青盲内障药难磨。

眼珠白尽浮如雪，瞳神无色怎奈何。若有七般皆不疗，

① 即胬肉攀睛：肉，原为“内”，据文意改。

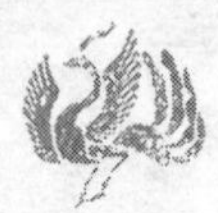

莫劳心力用神多。

大凡能远视、不能近视，火盛而水亏，法当补肾丸。视近不能视远，有水而无火，当补心定志丸加茯苓，卧时服。

药性按病歌

藿香顺气并木通，防风荆芥能除风。
去障牡蛎牛蒡子，明目蒙花最有功。
玄参丹参能破血，大黄通流除肝热。
退热柴及前二胡，归尾白芷能散血。
苍术广皮和脾胃，头痛藁本及川芎。
眼明菊花谷精草，清晨珠泪依然好。
退障蝉花石决明，凉膈薄荷龙胆草。
止泪木贼桑白皮，治肺五味及黄芪。
退热黄连及黄柏，破血射干青葙子。
搜风独活并细辛，蔓荆厚朴可相亲。
肝弦止泪五倍子，香附夏枯可全施。
目晕除风旋覆花，补虚牛膝菟丝佳。
栀子凉心当大用，补虚熟地岂为差。
远志通心真罕得，黄芩凉肺在顷刻。
行血当归生地黄，退热连翘在膀胱。
破血赤芍地骨皮，茯苓当归补血虚。
羌活谷精除风热，退翳诃子山凡叶[1]。
磨翳车前草决明，此是眼科真秘诀。

---

① 疑为“山枫叶”。

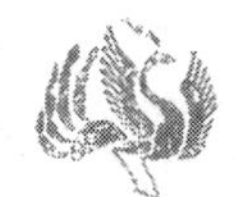

眼科诸方

肿（宜发散风热，待火气泻出即消，重者二服愈）

羌活防风川芎栀，细辛生地木通止。
连翘荆芥薄荷叶，硝黄芩菊石膏甘。

内硝黄二钱，甘草七分，余各一钱，灯草三十根，煎服。

疼（宜通滞气，此症疼而不肿。有超星者，不可作火眼治）

桃仁红花紫草黄，赤芍生地归天麻。
川芎枳壳蔓荆子，槟榔菊花甘草煎。

内大黄三钱，甘草五分，余各一钱，水煎服。

泪（宜温补肝肾为主）

当归川芎白芍地，夏枯香附荆芥细。
菊花枸杞五味子，酒并菟丝甘草沸。

甘草三分，余各一钱，酒水煎。

翳（宜清气消痰）

陈皮半夏茯苓甘，石膏杏仁栀子桑。
桔梗蝉蜕木贼菊，蜜蒙瞿麦天花粉。

甘草三分，余各一钱。如作丸，分两加减。

昏（宜养血益精）

四物汤中加茯苓，黄芪白术与人参。
甘草菊花蔓荆子，枸杞蜜丸白汤吞。

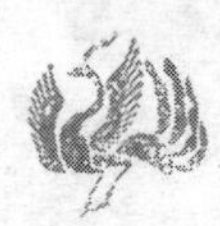

甘草三分，余各一钱。人参另煎入药。如肾虚，加黄柏、知母俱盐炒，菟丝子酒浸蒸，煎服。

泻肝

大黄五钱　荆芥一两　炙甘草一两

为末，每服二钱，白汤送下。

泻脾

大黄二钱　黑丑五钱，为末

为末，每服二钱，白汤送下。

泻心

黄连五钱　泽泻五钱　甘草三钱

为末，每服一钱，灯草汤送下。

泻肺

桑皮　苍术各五钱

为末，灯心汤下二钱。

赤脉

赤芍　地黄　当归　川芎　栀子各一两

为末，每服三钱，水煎亦可。

止泪

木贼去节，一两　苍术泔浸，三两

为末，每服二钱，茶调下。

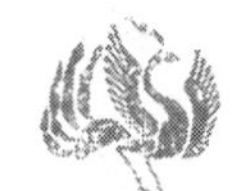

赤眼

栀子一两　大黄三钱，煨　甘草三钱　当归五钱

为末，每服三钱，水煎温服。不退加山楂、厚朴。

石膏羌活散（专治久患两目不见光明，远年近日内外障气，风热上攻，昏暗生花，拳毛倒睫等症）

羌活　木贼　白芷　天麻　川芎　苍术　石膏　细辛　甘菊　黄芩　荆芥　藁本　甘草　蒙花

上等分为末，每服一钱，蜜水调服，日进三次，十日稍减，二十日愈。如久患兼虚者，早服明目地黄丸。

退翳散（治外障）

前胡一两　蛇蜕三钱，炙　桑皮炒　青皮各五钱，炒　防风一两　荆芥一两五钱　蝉蜕五钱　草决明一两　山栀五钱　大黄一两，炒　黄芩五钱　赤芍五钱　蒙花一两　谷精草一两　石决明五钱

共为末，每服一钱，看虚实加减。如有红障，加山楂一两五钱，厚朴一两。

磨云散（专治远年老翳厚膜，胬内扳睛，外障、外症用此）

蛇衣大者一条　枸杞五钱　蝉衣用肚，一两　九孔石决明大者一只，用湿草纸包煨　藁本四钱　木贼一两　白蒺藜一两五钱　赤芍五钱　茯苓一两　谷精草净，五钱　甘草三钱

共为末，晚上临卧时每服一钱二分，或一钱五分为止，开水送下。如脑受寒邪，头脑不时胀疼者，加淫羊藿净叶五钱，须羊油拌炒为末和入。倘有虚症相兼者，早服明目

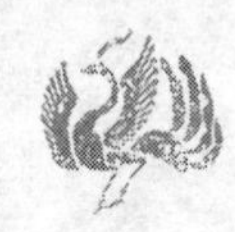

地黄丸，渐渐而愈。

内障末药方（专治绿风、黄风、乌风、黑风，瞳神反背细小，仰月，过侧自陷，散火等症，外障之虚症兼治）

蒙花　菊花各一两　车前子　茺蔚子　女贞子　柏子仁　地肤子各五钱　枸杞　防风　黄芩各一两　青葙子　决明子　杏仁各五钱　甘草二钱五分

共为细末，每服一钱五分，临卧开水送下。早服明目地黄丸，如脑有胀疼者，服百花丸。

明目地黄丸（治虚眼昏晴，一切内障、外症之虚障，一名保童丸）

望月砂十二两，去沙净，十两研细　生地黄十二两，用陈酒六两，拌蒸九次，晒九次

二味共捣极烂为丸，加白蜜二两为丸，如桐子大。清晨每服三钱，开水送下。如虚热生风、眼皮赤烂、生翳、内障、昏花等症，临卧加服磨云退翳散或祛风散，见症加减兼施。

百花丸（治内外翳障，脑漏头胀疼者，赤风、乌风等症）

白花百合一两研末，蒸热晒干　淫羊藿净叶五钱，羊油拌炒干，研末　檀香末一钱　藁本二钱　苦丁茶三钱　不见火鹅儿草一钱

黄牛脑子为丸。如无，白蜜为丸。每服一钱五分，开水送下。

红障突起遮睛（治赤膜下垂、黄膜上冲，眼珠翳久则不退，或用峻下发散之剂不效者，用此）

制首乌五钱　淫羊藿净叶，五钱，羊油拌炒　白附子湿粗纸包

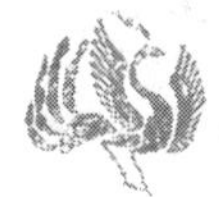

煨　黄芩酒炒　防风各三钱　赤苓二钱五分

共为末，每服一钱。用红绢包，煎水一碗去渣，清晨服。如重者，早午晚三服即渐退矣。

反背瞳神方

薄荷　甘草　芝麻　荆芥　防风　枸杞子　甘菊　当归　连翘　川芎　白芷　蜜蒙花各等分

共为细末，每服[①]。临用其药不可间断，便见天日。忌烟火、酒、房劳、葱蒜等物。

明目退翳散

蜘蛛露天者佳，屋下不用大者，每早活吞五枚，或瓦上炙干为末五七枚。去翳速效兼且明目，比地黄更效。

猪肝散（能去翳明目，补肝肾，清肝去星，如星大须得披针刺破，外用点药，蟹睛等症）

五灵脂大块者佳，一两　海螵蛸一两　石蟹三钱

为细末，每日用猪肝四两，瓦罐煮熟或饭锅上蒸，蘸药末食之。或猪肝一具，蒸熟，捣药末和丸。每服药末一钱，丸二钱。

鸡肝散（治黑白珠凸出，大小不一，先用披针刺破，亦有突出眶者，须刺破，内服此药）

用不落水鸡肝连胆，瓦上炙干为末，每服一个，晚用

① 此处应有剂量，疑有脱文。

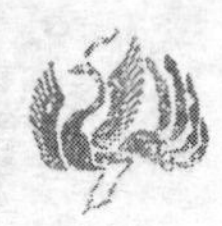

酒送下，三服愈。

牛肝丸（治翳障遮睛，老眼昏花，俱服）

黄牛肝去筋膜，一斤　盐酸草一斤

用水同煮熟，去草另用。菟丝子一斤酒浸，煮极干为末，同牛肝打烂，炼蜜为丸桐子大，每服三钱，陈酒送下。

绿风内障渐渐不见不痒不痛不赤竟成反背等症煎方

人参　肉桂各五分　细辛三分　淡苁蓉　玄参各一钱　制附子三分　当归一钱　首乌二钱　菟丝子二钱

水煎服。

黄芪防风汤（治眼棱紧急，已到倒睫拳毛，生翳损睛，眼背赤烂，羞涩难开，眵多稠黏）

蔓荆子　黄芩各一钱　黄芪　防风各二钱　葛根三钱　细辛　当归各一钱五分

五宝丹（能开瞽复明，瞳神缺者能圆，陷者能起，凸者能平）

晚蚕沙醋炒　夜明砂用水洗净，晒干，醋炒　凤凰衣微火焙干，不可焦，焦则无用　老母鸭肝切片，瓦上焙干，要软肝，忌铁　嫩公鸡肝切片焙干

上等分，研极细末。每日用三[1]，白酒调送下一钱五分。服之七日效，如重复再服七日。

---

① 此处应有剂量单位，疑有脱文。

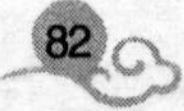

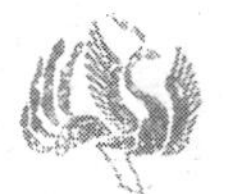

定志丸（治心血不足，不能远视）

人参　远志　蒲黄　茯苓各二钱

为末，蜜丸梧子大，辰砂为衣。清晨米汤送下一钱二分。

地黄丸（治不能近视，肾水亏欠也）

生地　天冬各四两　枳壳二两　甘菊

共为末，炼蜜丸桐子大。每服三钱，开水送下。

坎离丸（治内障）

川芎　当归　白芍　熟地　枸杞　甘菊　黄柏　知母各等分

共为末，蜜丸丸桐子大。每服三钱，开水下。

转光丸（治肝虚雀目青盲）

生地　熟地　山药　茯苓　川芎　甘菊　防风　蔓荆子　细辛

为末，蜜丸，桑皮汤下。

没药散（治心脾得热，胞肉生疮，被物撞破，血灌瞳神，漏睛，脓血，偷针等症）

大黄蒸多　没药少　朴硝多　血竭少

共末，照多少加减，每服三钱。

眼漏丸

白矾末二两　朱砂五钱　乳香　没药各六钱　雄黄四钱　黄

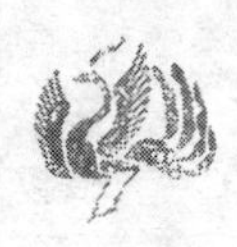

占三两

蜜三匙，共为丸。清晨每服一钱，开水送下。

眼漏插药方

珍珠面裹包煨　血竭　儿茶　轻粉　牛黄各六分　象皮　乳香净　没药各一钱　白占　黄占各二钱　铅粉四钱　白扁豆叶四十九片，煎浓汁半杯　冰片一分　滴乳石三钱　乌骨鸡蛋五个，去白留黄，煎油　雄猪油四钱

共末，和匀为条。凡遇似症者将此条插入漏内，无不去管生新，此方的系仙方，不可轻忽。

简便末药方（治实眼，胀烂翳障，羞明怕日，酸疼痛者）

防风　花粉　木通各三两　桔梗　胆草　黄芩　连翘各二两

共末，每服二钱五分，左用石膏汤，右用开水下。如实火疼不可忍，加熟大黄末，每服一钱。目不能开，加槐米末，每服一钱。瞳神烂凹，加槐角子末，每服一钱。瞳神高起，加五谷虫末一钱。头风痛，加鼠粘子末，每服二钱。

简便虚眼末药方（治虚眼，不住酸疼，黑暗，坐立皆疼）

淡豆豉　广皮各一两　银花二两　白蒺藜四两　甘草五钱

共为末，每服三钱，开水送下。如虚服明目丸。

吹鼻散（治星翳，脑胀疼）

鹅儿不食草晒干为末，三钱　川芎五分　青黛三钱　胡椒七粒

共研极细末，将冷水含一口吹药入鼻内，闭目一刻，

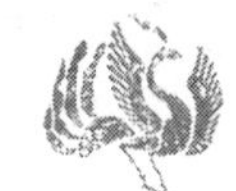

吹至三五次愈。

代针膏（治瞳神反背、仰月、细小、自陷、散光、过侧瞳神病症，兼治头风、青风、绿风、黄风、乌风、黑风等症）

细辛一钱　防风一钱五分　防己一钱五分　白蒺藜三钱　玄参一钱　僵蚕一钱炒　桃仁七粒　大麻油二两

将药浸油内，候夕炙软者为度，冬天约十日煎，慢火煎黄色，去渣再熬，滴水成珠，临用时或布或缎，外用金纸托之，贴太阳穴七日，男左女右。眼上用桑皮纸、鸡蛋清封七日，不可泄气，过七日开看，其光自还。内服明目丸、内障末药散即能收功。兼贴头风（神效）、黄风、乌风、绿风、黑风内障，不用封眼。

轰雷赤电（能治老翳厚膜、胬肉、眼珠翳障，点眼一时开，看其翳自裂起，用花钳钳落，兼治蟹睛田螺眼）

宣铜青三钱，如无古老钱九文代用，用银罐内煅红，用醋半小杯淬，候汁干为度。老荸荠须六月者佳，去皮净，大者九个，捣烂绞汁，去渣，将钱入汁内，候晒干同钱汁粉为末。

珍珠一钱，豆腐镬内煮九次　番硇砂一钱，研细末，用鸳鸯水飞去沙用　仙鹤草毛三分，研细末，飞，放白纸上晒干

共研细末，入瓷瓶听用，须二年用。不甚疼，临加梅冰少许。如遇前症用点，二十岁以下者勿点，二十以上、三十用点。点用少许点患上，闭目片时开看，其翳膜自裂，用花钳钳去。内服磨云退翳散或明目地黄丸，虚弱加减。

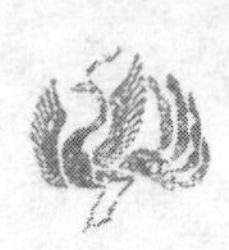

又一方可作膏药。贴用山中野荸荠打汁去渣，放入古钱熬膏，后入余药，搅匀为膏。用桑皮纸摊贴眼翳上，一时连膏翳揭[①]下，内服丸散，自愈。番硇砂用豆腐一箱，入腐内用水煮干，取硇用，钱不用醋淬即不疼。内用香油二两煎，滴水成珠，入余药成膏。

太极丹（治风火时眼、翳障遮睛、烂眩等症，煅红透，分作四服）

上甘石八两，入童便内浸四十九日，火上[②]，童便浸淬一服一两五钱，生姜自然汁二两，淬甘石一服二两，防风、荆芥、薄荷各五钱，煎浓汁淬一服一两五钱，晚蚕沙三两，炒黑炭，淋灰汁淬一服一两五钱，合而为一。再用黄连一两，黄柏、黄芩、白芷、银花、木贼、桑皮、白蒺藜各二两，连翘可代黄用，煎浓汁淬，如湿烘干，再将药渣复煎，汁代水飞石，晒干为末一钱，加冰片六厘，枯月石一分，如去老翳厚膜加硇砂三厘，白丁香三厘。

如意丹（治风火时眼，烂眩，流泪，翳膜）

上甘石二两　黄芩　黄柏　连翘　白芷　银花各一两

煎浓汁，将甘石煅红淬汁内，汁尽为度，内加生姜自然汁五钱，晒干，研极细末听用，每石一钱加梅冰五分，月石一分，共为细末，瓷瓶收贮。如有厚胬肉、眼珠翳加银锈五分、松罗茶叶二两泡浓汁，将银锈火上煅红，淬茶叶汁内三次，研细末，配合前丹，点胬肉上即去。须去老翳胬肉用。

---

① 揭：原为“歇”，据文意改。

② 此处应为炮制方法，疑为“火上煅”。

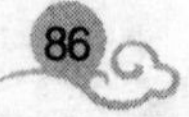

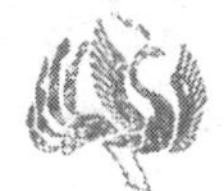

开瞽丹（治顽翳厚①，点药少许即手足冰冷，过一时眼内如火二盆，只可睡过夜，次日其翳四边自起，渐渐自落，重者再点一次）

老雄鸡胆一个，灌入白蜜一匙扎紧，又套入雄猪胆内扎紧，吊挂在檐下冷风处，二十一日取出，鸡胆汁点眼。

赛空青（能去翳障）

鸡卵须头生者一个，挖一小孔，入梅冰五厘，封口。又用红萝卜一个重斤余者，中挖一小孔，入卵在内，仍然盖好封扎，埋于屋地下一尺深，过百二十天取出，听点。

月明丹（专治老翳障）

野荸荠粉一两　真番硇砂用豆腐放砂内，沙礶用水煮干，取出去腐，研一钱　珍珠照上制过一钱　蕤仁净霜三钱　真熊胆一钱　冰片五分　劈砂五分

共为极细末，点眼。如要速愈，荸荠不用，可加月石、海螵硝。

神效散（能去翳明目）

老荸荠粉一两，如野更佳　蕤仁净霜二钱　朱砂五分　珍珠五分　制甘石二钱

共研极细末，听点。

神仙油（治风火时眼）

盐酸草未开花者佳　真菜油

---

① 此处应为病名，疑为“厚膜”。

浸草在内数日，将油少许点眼。不务作楚①，流出眼泪、鼻涕，当时即松，愈久愈妙。

紧皮散（专治宽皮下盖）

生龙骨五分，研末，鱼胶一钱，水炖化，调龙骨末搽眼胞上，其皮自然揭起，不可洗。暂停数日后洗去药。

飞丝入目（其症辨明，眼内作胀，沙湿难开，红肿，眼内光滑多泪）

用丝棉作捻，卷上、下眼胞内珠上，卷尽则愈。

拳毛倒睫

用狗鹰七个打烂，用红枣一枚去核，放药在内。刺一孔，孔眼向上，塞鼻内三日，其毛自出而愈。若二年发：

又方

用土木鳖去壳研末，绵包塞鼻。在左塞右，在右塞左，睫毛自出，去药。

风眩烂眼（并痘疹后，不拘年月远近）

二蚕沙为细末，雄黄少许，和匀。临睡闭目，将药末、麻油调涂上下眼胞，上用油纸盖上，外用布裹之，清晨洗去。三五次痊，日日用之愈。

又方

大田螺一个，水养数日，去泥，候靥面开，入铜绿如绿豆大一块即化水，以鹅羽翎刷烂眩上，数次愈。

---

① 语义不通，原文如此，未改。

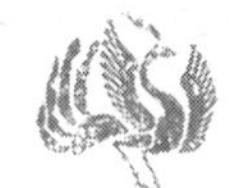

鸡宿眼

用番木鳖切片，菜油煎黄色，冷定研末。每用四五厘，鸡蛋内搅匀，外用绵纸封口，饭锅上蒸熟，食后酒下，立效。

小儿雀目

夜明沙炒过

用猪胆汁为丸，如绿豆大。每服十丸，用米汤送下。

小儿疳积

白蒺藜　谷精草　草决明各五钱

共为极细末，用雄鸡肝剖开，入药三分扎住，砂锅内煮熟。与儿食之，半月即愈。

又方

石决明　甘草各三分

共为末。鸡肝一具剖开，入药末二分，蒸熟服愈。

通睛汤氏牛黄丸（治小儿通睛，皆因失误打触着头角，打扑，令儿肝受惊风，使二目斗睛，名通睛）

牛黄　白附子炮　肉桂　全蝎　川芎　石膏各一钱，煅　白芷　朱砂各二钱　藿香五分　麝香一分

共为细末，蜜为丸，如芡实大。三岁以下每服一丸，薄荷汤送下，忌油腻肉面。

小儿赤肿热眼

大黄　白矾各等分

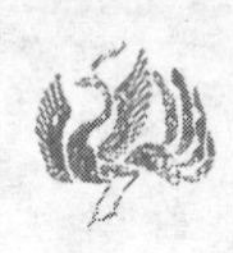

上为细末，冷水调贴眼胞上。

斑疮入目并小儿痘疮入目

用大蟮鱼，尾上竹刀刺开，沥出鲜血，调如意丹眼药少许，入目内疮上，四五次愈，并治痘后害眼。

小儿火眼拔毒散

熟地一两，井花水浸透，打烂，敷两脚底心，布扎住，效。

小儿眼肿不能开看用此一法

芥菜子　松罗茶

泡茶饮，其叶打烂。附子一片和匀，敷脚心，扎一日夜，次早即可开看有无星翳，下午仍闭。

眼被物所伤

用水牛尿每日点二次睛，虽破亦可疗。牛津亦可，六月牛车收用。

瘫眼方（乃风也）

羌活　白附子　雄黄各等分

共为末，麻油调敷眼下，日日涂之，渐渐而愈。内可服祛风散湿药，兼治口眼歪斜，涂筋抽处一边。

小儿痘后目不开

用象牙，水磨，鸡羽翎刷上。

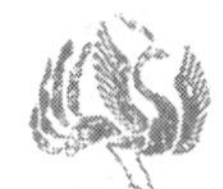

小儿肝膨食眼（肚大青筋，四肢瘦小）

胡连酒炒，二钱　厚朴姜汁炒　莪术醋炒　三棱各一钱五分，醋炒　夜明砂二钱　胆草二钱，酒炒　神曲四钱，炒　槟榔四钱炒　甘草一钱六分，炒　山楂三钱，炒　芦荟三钱，炒　五谷虫二两，醋炒

共为细末，米糊为丸，如小龙眼大，每服一丸，米汤下。重者每日上午下三次，轻者早晚二次，作末亦可。

眼珠打出（其丝不断，其丝方须要捉直，能看物者，不损视物，不见珠伤也）

将手洗净，用鸡蛋清磨山羊血少许，搽眼背上。将手托珠送，其丝自收，对准纳入，将纸封眼，七日后则开看如旧。

头风痛（若不治眼必瞎矣）

用萝卜，取根下英头，切七片，打为细丸，银朱为衣。以绵包塞鼻二孔一周时，不可出气，急而取出，须要一周时，头即不痛、眼不瞎矣。

偏正头风

南星　半夏　白芷各等分

葱姜汁打饼，贴两太阳穴，效。

偏头风痛不用服药　阳明火痛

葱姜打贴，效。

一方在《回生集》，验再效。

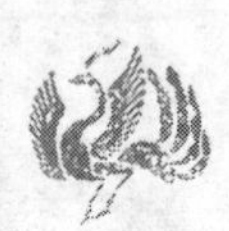

汇生集要卷之十四

女科

四物汤主方（治妇人养血调经之圣药，凡血病必用此方，若兼别症，即于此方加减）

当归　川芎　白芍　生地

上四味水煎，食前服。经期过久而不通者，加木香（酒煮）、红花、延胡、泽兰之类；如气虚，加四君子汤、黄芪之类；如不及期或通而不止，加香附（四制）、陈皮、黄连、山栀，甚加升麻、柴胡升提之；若以怒气冲动血海，加平肝药，青皮、柴胡；如欲行而先腰痛，加香附（酒炒）、枳壳、木香、红花、泽兰叶；如火盛，加川连、黄芩；如行过而腹中作痛，加知母、麦冬，甚加川连、黄芩；如有未尽者，加延胡、红花、桃仁；如经水少而色淡者，加四君子及陈皮、黄芩；如成块而色紫者，加柴胡、黄芩、红花、桃仁、莪术、延胡、香附（便制）、丹皮；如肥人或多或少，或过期不及期，加苍术、南星、茯苓、半夏、橘红、香附、山栀、泽兰；如黑瘦人经行涩少，或过期不及期，加山栀、香附、泽兰、黄芩、黄连之类。

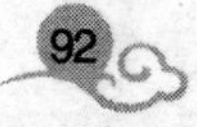

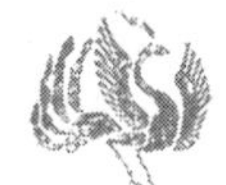

血崩方（妇人血下不止或大崩，重者三服）

香附　槐米　地榆俱炒黑

等分为末，每服二钱，陈酒送下。

又方（血崩不止，不拘寒热）

莲蓬壳风干久者　荆芥穗俱烧灰存性

等分为末，每服三钱，陈酒送下。

白带不止方

茅苍术　干姜

等分为末，每服二钱，开水送下，二服愈。每服三钱，米饮汤送下，并治血漏不止。

赤白带下（能不再服）

贯众（一个全用，去花萼）以米醋蘸湿，慢[①]火炙熟为末，空心米饮汤送下，每服二钱，累试神效。

不拘远年近日血海败症

用蟹壳四十九只，煅存性研末，用陈酒拌送下。

夺命丹（治瘀血入胞，胀满难下，急服此药，血即消，衣自下，颇有回生之功，下死胎必效）

大附子炮五钱　丹皮一两　干漆研碎，炒烟尽，一两　当归一两

上为末，另用大黄末一两，真醋一斤熬成膏，将前药

---

① 慢：原为“漫”，据文意改。

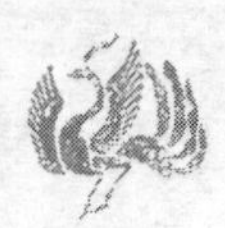

糊丸桐子大，温酒送下五七丸。

一方不用丹皮、当归，每服三十丸。其症胎衣上送须久，不治其母即亡，此药当预备之。

胎衣不下方

半夏五钱　白蔹五钱

共为细末，每服一钱。难产一服，横生二服，逆生三服，胎死四服。

保全两命（有矮小女交骨不开，连日不产，垂危）

龟板一个，火炙为末　妇人头发一把，烧灰　川芎　当归各二两

水煎服，生死胎俱下。

产后阴户痛

知母炒黑，为末

蜜丸弹子大，酒化下一丸，食远服，效。

产后腹中作痛

益母草　红花　当归　川芎　山楂

煎服。

产后肠不收方

枳壳一两，炒

水一盅煎，半服下立效。

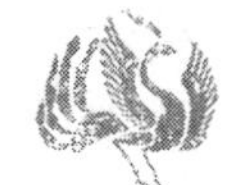

产后乳汁不下

白僵蚕二钱，为末

酒调下。少顷，以芝麻茶一钱投之，乳汁如泉。

产后伤风牙关紧闭生斑

麻黄

煎酒，服之即效。

妇人痛经小腹作胀牵引腰痛

杜仲五钱　补骨脂三钱，俱盐水炒　延胡一钱五分　香附　蒲黄　莪术俱醋炒

如合丸药，可加五灵脂一钱五分，神曲糊为丸。

干血劳经血不调痛经并治仙丹方

山楂炒黄，一斤

为末，每服三钱，糖油拌服，空心送下。如干血经闭，吃至一二月，通即止；如痛经，至不痛为止；经不调，吃至调和为止，易得受孕矣。药勿间断。

干血劳方（不可不用，乃经水之仙药）

大黄一两，为末

用滴醋一斤熬成膏，和前末为丸，如鸡豆大，每服一丸，热酒送下化开，卧时温服，大便利一二次后红脉自下。

室女数月不通或寒热并作或血滞腹痛

两头尖

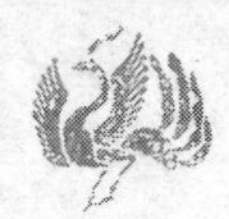

炒，研细末，温酒调下二钱，通即止。

阴户凸出如蛇头或如鸡冠并治

鳖头煅黄，二钱　雄黄　轻粉各一钱　冰片三分　葱管藜芦二钱

各研末，罐贮。先用川芎、当归、甘草、白芷各五钱煎汤，洗透患处，搽前药，早晚二次，渐渐愈矣。

阴户生疮

杏仁三十粒　麝香五分

绢包，药要烘热，塞入阴户，自愈。若烂者，用苦参煎汤洗之，或地骨皮煎洗。

肾毬风

五倍子　槐花

煎汤，乘热蒸熏洗。

妇人面上生疮

菟丝子

煎汤，洗数次即愈。

绝孕方

月经将尽，用寒水石一钱研末，井花水调服，永不生育。

打胎方

用蛇蜕每月一条，瓦花四两煎浓，滤清，代茶饮尽，

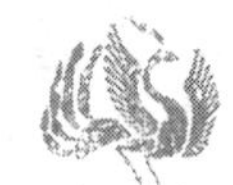

即下。

下死胎

牛膝粗大者一根，约四五寸，头上放麝香一分，用绵胭脂包好，塞入阴户，见经水来即下。

又方

冰片三分　麝香一分　樟脑五分

共为末，炼蜜丸。用绢包，入阴户即下

妇人小便中出大粪

名交肠，服五苓散效。如末尽愈，可用旧扑头绳烧灰，酒服之。

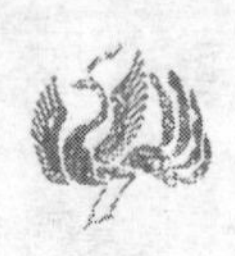

汇生集要卷之十五

种　子

狗皮膏（照脐大小搓丸，用狗皮贴之）

韭子　丝瓜子　葱子　大附子　肉桂各一两　龙骨煅，三钱　朝脑五分　麝香三分

俱为细末，用香油六两将前五味药浸三日，将药煎枯。取松节油二两，硫黄四两为末，缓缓下之成膏，后加真血竭一钱，龙、朝、麝四味和匀，入膏内，入瓷瓶收贮，勿泄气。此膏保精固本，去膏方泄，须饮酒一二杯。

种子方

川柏五钱　川椒一钱　白芷一两　蟾酥乳化，三钱　鸦片三钱　补骨脂一两

将柏、椒、芷三味用水煎，再用棉线粗者一两同入药内煮干、阴燥。后用头生乳汁一碗，入蟾、鸦二味于乳内炖化、搅匀。将线放入乳内，浆收干，乳汁阴干。将棉线截作五六寸长一根，线罐收贮，入麝少许。临用时下午将

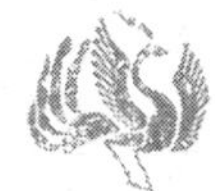

酉时辰，一段用温水于手心拌线湿透，绕于玉茎缝[1]中，候戌时温水洗去线，然后行事，不用解药，不息亦可，无碍。

留春方

淫羊藿一两　肉桂二钱　锁阳二钱五分　干姜三钱　大枣二十七枚

以药同枣煎，取枣晒干，又浸药水内，如此七次为度，磁器收贮，每用一枚，晚时服陈酒送下，以冷茶解之。

又方

一粒丁香，七粒椒。年壮，五粒丁香，三十五椒。五十岁外，七粒丁香。陈酒下，不解。

---

① 缝：原为“逢”，据文意改。

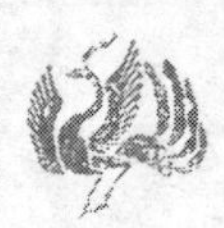

汇生集要卷之十六

小儿料

神色总论

凡小儿病，宜先观形色，然后察脉。假如肝病面青，心病面赤，脾病面黄，肺病面白，肾病面黑，先要分别五脏形症，次看禀受盈亏，明其标本而治则可。

入门审候歌

观形察色辨[1]因由，阴弱阳强发硬柔；若是伤寒双足冷，要知有热肚皮求。

鼻冷便知是痘疹，耳冷应知是风热；浑身皆热是伤寒，上热下冷伤食积。

审指歌

五指稍头冷，惊来不可当；若逢中指热，必定是伤寒。

① 辨：原为“便”，据文意改。

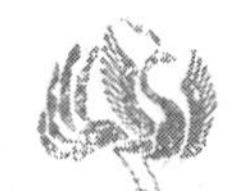

中指如独冷，麻痘正相传；女右男分左，分明仔细看。

小儿法总诀歌脉法

小儿至三岁以上，可用一指按寸关尺三部，六七至为平，加则为热，减则为寒，浮洪风盛，数则多惊，沉迟为虚，沉实为积。

小儿死候歌

眼生赤脉贯瞳神，囟门肿起又作坑。指甲鼻黑色干燥，鸦声忽作肚青筋。

虚舌出口咬牙齿，目多直视不转睛。鱼口气急啼不得，蛔虫既出死形真。

手足掷摇惊过节，灵丹十救一无生。

病势时症限期

鱼目定睛夜死，面青唇黑昼亡；啼而不哭是痛，哭而不啼是惊。

心不安兮是烦，身不定兮是躁；避风积食紧要，惟此方头庶免。

急惊风

凡急惊者，阳症也，属肝，风邪痰热有余之症。牙关

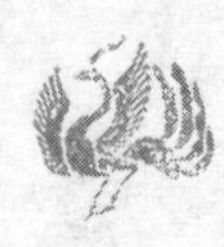

紧闭，手足牵摇，眼反耳青，鼻仰口歪，二便闭塞，脉浮洪数紧，此内有实热，外夹风邪，即宜调养胃气，少退即当调补脾气，此大法，治宜灵砂丸为妙。

灵砂丸（治急惊风）

南星　半夏俱炮，各五钱　巴豆肉酒煮，五钱　全蝎三钱　僵蚕炒，七分　轻粉少许　朱砂三钱，一半入药，一半为衣

上为细末，水和为丸，如米粒大。每一次三丸，惊风金银汤送下，其余姜汤送下。可用肚痛部中纯阳救苦丹亦效。

小儿未满月着惊似中风欲死者

朱砂，以新汲水磨浓汁，涂五心上，立瘥，最有神验。

慢惊风

慢惊者，阴虚也，属脾，中气虚损不足之症。肢体逆冷，口鼻气微，昏睡露睛，此脾虚生风无阳之症，治宜固[①]里，醒脾散主之。

醒脾散（治慢惊风，兼治吐泻不止）

人参去芦　白茯苓去皮　木香　天麻　全蝎去毒　白附子煨　僵蚕炒，各等分　炙草减半

上姜三片，枣一枚，水煎。

---

① 固：原为“裹”，据《万病回春》本改。

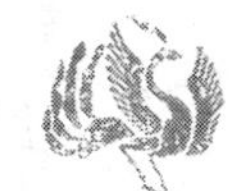

川乌散（去风回阳，慢脾风用此）

川乌二钱五分　全蝎去土，五钱　木香一钱五分

共为细末，每服一钱，姜三片煎汤下。

小儿备急天钩涂顶膏

川乌头末一钱　芸苔子末三钱

用新汲水涂顶上，立效。

中风失音不语诸药无效通神散

乱发一两，烧灰　桂心一两

捣罗为末，不计时以温酒调下五分，大小加减用之，名通神散。

双金散（小儿天钓[①]惊风，目久不下）

蜈蚣一条去头足尾，用真酥涂，慢火炙黄，置砧子上而南立，用竹刀子当脊缝中亭利作刃半个，左边入一贴子内，写在贴上“左”字，右边者亦入一贴子内，写“右”字，不得交错，即大误矣。麝香一钱研细，先将左边者用乳钵内研作细末，却入在左字贴内，另用乳钵将右边字者入麝香同研极细，却入右字贴内，不得相犯。每有病者眼睛钓上，只[②]见白睛，兼角弓反张，更不能出声者，用细苇筒子取左字贴内药少许，吹在左边鼻内，右贴内药吹右鼻内，不可多，若眼未全下，更添些少，以意度量，随手便下，即止。

---

① 钓：原为“钩”，据文意改。

② 只：原为“止”，据文意改。

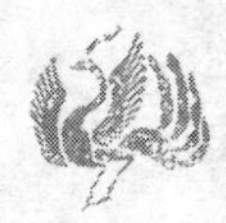

小儿吐血不止

蒲黄

研细，每服五分，地黄汤调下，量加减。

小儿吐乳不定

五倍子二个，一生一熟，甘草一握，用湿草纸炮过，捣罗为末，每服米泔水调下五分，立瘥。

小儿乳癖胁下结块不消

腻粉一钱　雄雀粪一分，微炒

研匀，以枣肉为丸，如粟米大。每服以新汲水下一丸，取下黏滞恶物为效，量儿大小加减。

撮口

急看小儿口中悬痈，前上腭上有胞子者，以指甲刮破，便用白绵拭血尽，若血入咽即死，慎之。刮破后用人中白、床当灰、飞白矾等分为末，擦之，看小舌上有疮如粟米大者是也。

小儿舌上疮饮乳不得

天南星末，姜汁调敷足底，男左女右。

重舌

初生小儿产下，有皮膜如榴，裹舌或遍舌根，可以指甲剥破令[1]血出，烧矾灰研细，敷半绿豆大。若不摘去，儿

① 令：原为"今"，据文意改。

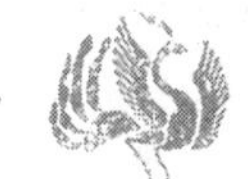

必哑。

脐湿疮肿汁出不止兼赤肿

白石脂，热温扑之。或伏龙肝末亦可。

解颅囟陷不合

驴蹄烧灰，油和，敷头骨缝上，以瘥为度

又方

用生蟹足骨五钱，焙干，白蔹五钱为末，乳汁和，贴骨缝，以瘥为度。

小儿中客忤欲死心腹痛

雄黄一分　麝香一分

研细末。周岁儿每服一匙，用刺鸡冠血调灌之，空心午后各一服，大小加减用之。

小儿夜啼

前胡为末，蜜丸如小绿豆大。日服一丸至五六丸，以瘥为度。

卒惊啼状如物刺

猬皮三寸

烧为末，乳头饮服亦得。

鹅口并噤

马牙硝于舌上掺之，日三五度。又治小儿重舌，亦用此涂舌下，日三五度。

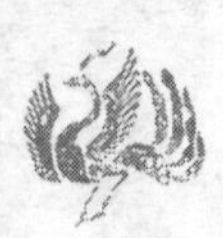

宽气饮（治小儿风痰壅满，风伤于气，不能言语）

枳壳去根，一两　人参三钱　天麻　僵蚕炒去丝嘴　羌活　甘草炙，各三钱

上剉碎，每服二钱，水一盏，姜三片，不拘时服。

木通汤（治小儿血滞于心，心窍不通，语言不出）

石菖蒲多用　木通　防风　姜虫　枳壳　全蝎焙　甘草炙　木香　南星炮

各等分，研碎。每服一钱，水一钟，猪心三片，生姜一片，紫苏五叶，不拘时服。

食疳不欲乳食羸瘦

蟾一枚，涂酥炙微黄　蜣螂一个，去翼足，微炒　麦糵一分，微炒　神曲一分，炒微黄

捣细末服，以粥饮调下五分，大小加减用之。

走马牙疳牙断损烂

胆矾为末，薄切萝卜一片，反覆揾火上炙令干，研细，入麝香少许，掺上患处，立安。

走马牙疳

五倍子

为末，研细，入麝香少许，以浆嗽口，否以帛揾浆水挹之，留浆水气，以药敷之。走马疳，若齿断烂，即病已深。凡小儿面上或骨节上若生赤疮无头，如烂梨腐即是，

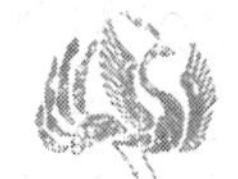

便以此药贴之。

又方

用五倍子存性，敷之。

走马牙疳牙根俱烂方

芦荟二钱　青黛二钱　儿茶二钱　月石二钱　川柏一钱　胡连二钱　人中白三钱　雄黄六分　甘草一钱　冰片三分　川连一钱五分

共为末，吹之。

小儿螳螂子（生于面上肉内，用手捺下里有小块者是也）

用巴豆肉一粒，分作四股，之一股放在眉心上中间印堂穴，外用膏药盖贴，内服清凉散，可不服药亦能愈。上午贴药，下午即消，药即去之，否则有泡。

摇头弄舌（海藏方）

蛇皮，主去风邪、明目，治小儿一百二十症，惊痫，寒热，虫毒，痔。治痫弄舌摇头，宜用全蜕，或常服药中加入紫河车（一名蚤休，一名金线重楼，一名白甘遂）。

五疳方

土木鳖十个，去油净　黄占同上，共取一两

先将黄占化开，后入木鳖末，和匀为丸，雄黄为衣。每服以年岁几何、服药几何，如绿豆大，日进三次。

猢狲疳

旧漆碟子煅灰，油调涂，或加麝香少许。一方在丹毒部，外科甚效。

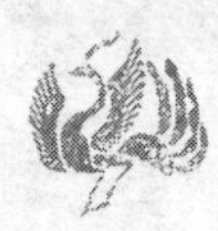

赤游仙方

当归　防风　荆芥　血竭各一钱

用麻油二两，药入内去渣，再加黄占、白占各一钱调匀，刷患上，再服煎方。

黄连三分　甘草二分

煎，每日作茶吃。

小儿大人头面生疮肥疮胎毒胎癞黄水疮并效

白芷梢研末

如痒，加细辛、飞矾。麻油调搽，神效，不拘年月远近。

小儿肥疮

川椒　大黄炒，各五钱　沥青[1]生，二两　红丹五钱　川连二钱　枯矾一两

共为末，麻油调敷，效。

小儿黄水疮并耳疳

熟石膏　蛤粉各一两　轻粉　黄柏各五钱

共末，夏用冷茶，冬用麻油。

小儿月蚀疮立效方

败鼓皮一两，烧灰　虾蟆一枚，烧灰

为末，以猪脂油和匀如膏，涂之即痊。

---

① 沥青：原为“立青”，未知何药，据医理改。

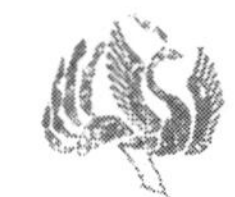

丹毒

鲤鱼血涂，即愈。

又方

石灰研细，雪水调涂，立瘥。

丹瘤

蓖麻子五个，去皮

入面一匙，水调之，甚效。

疥疮鬎鬁[1]方

硫黄　白芷　土朱[2]　飞矾　火硝　五倍子各一两　雄黄一钱　麝香一分　赤砒一钱

共研细末，麻油调搽。

秃疮（俗名腊梨头，并善贡头俱治）

黄蟮活者三条，打烂　乌药四两，为末

同打烂，先用椒汤洗之，浸透后将药涂上，用青布包住，待虫痒过，取药洗净，次日再涂，三五日效。

蛔虫方

葶苈子一分

生为末，用水三合，煎一合，一日服尽。

大便不通

猪苓一两

---

① 鬎鬁：即瘌痢，又名疥疮，秃疮。
② 土朱：即代赭石。

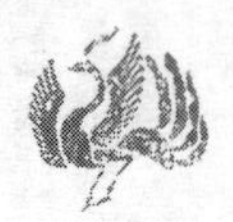

以水少许煮，调鸡屎白下，立痊。

小便不通赤色淋痛

蒲黄　滑石

等分为末，每服一钱，灯心汤送下，或砂糖汤下。

小儿寸白虫

酸石榴皮二两，煎浓汁，空心服。若单恶心，先嚼肉脯，次服药。如虫攻心痛，加黏米三十粒同煎，神效。

小儿头面浑身及阴囊虚肿

使君子一两　川蜜五钱

炙令尽为末，每服一钱，米饮下，三服痊。

小儿水气腹肿兼下利脓血小便涩

葶苈五钱，微炒

捣如泥，枣肉和捣为丸绿豆大，每服五丸，枣汤送下，空心晚[1]，量儿大小加减。

骨蒸黄瘦

黄芩　柴胡　地骨皮

等分为末，每服五分。乌梅一个，水五分，煎三分，量大小加减。

益黄散

治脾胃虚弱，腹痛，泄利，不进饮食，乳食呕吐不止，

---

① 此处疑有脱文，当为服药时间。

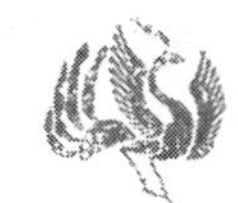

困乏神懒，心胁鼓胀，颜色青黄，厌厌不醒。

丁香二钱　陈皮一两　炙甘草五钱　诃子去核　青皮五钱

为末，每服一二钱，水煎服。

皂角膏（治肾经有热，阴囊赤肿钓痛，大小便赤色兼涩，此乃肾热）

大黄五钱　黑丑半生半熟，五钱　皂角一两，去核

为末，水丸绿豆大，每服六七丸，蜜汤送下。

小儿五六岁不语

乃心气不足，本无力，发转不得。亦云风冷伤于少阴之经，是以舌难发五音。

用赤小豆捣罗为末，以酒和涂上即语，神效，或涂舌下。

小儿龟胸

龟水磨胸背上，瘥。（水即尿）

小儿脱肛

苦参　倍子　东壁土

煎汤洗之，再用木贼草掺之，即收进。

小儿梦尿

小肚一个　远志三钱　朱砂[1]一钱

---

① 朱砂：原为“砂砂”，疑误。

俱入肚内，以湿纸包，火煨熟，服之效。

小儿遗尿

乌药研末，每服二钱，开水送下。

又方

补骨脂为末，每服一钱，开水送下。一方加黄柏汤下。

痱子方

生大黄一两　滑石二两

为末，用粉扑上，有汗粘住。如无汗，用吐津先涂，后扑上。

卵子肿痛

桃仁研末，涎沲调敷，即愈。

又方（小儿囊肿如升）

用甘草煎汁，调地龙末涂，立退，效。

小儿阴户忽肿（多因地下风湿入户，毒气吹着）

蝉蜕五钱

水二碗煎汤，洗肿处，不消再洗。

诸般胎毒

胡桃肉去皮，二两　黄柏二两　甘草二两

煎成膏，频服，极重者一料痊愈。初生时作化毒丸服。内加银花二两，治赤游丹毒，诸般胎毒。立夏前服，疮疖

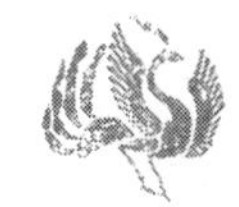

不生，能稀痘。

猢狲袋

猫头一个，煅过为末，麻油调敷，一服即愈。

痘 科 论

凡小儿痘疹，何以知之？腮赤两眼泡亦赤，时时哈欠、喷嚏及惊风悸，耳尖手指冷如冰，证作三日痘不见，升发之药不可迟，败毒葛根须选用，除热表汗最为宜，寒冷之剂慎勿用，脏腑一动至灾危。

寒者见症（忌服凉药）

脉浮细而虚（表虚）　脉沉细而迟（里虚）
恶寒　寒热往来　自汗恶风　手足厥冷
面青　面色皓白　目睛青色　粪色青白
休净　怠懒嗜卧　二便青[1]利　吐泻不渴
昏睡　口鼻冷气　饮食不进　乳食不化
腹胀　声音微弱　足胫冰冷　精神慢弱
懒言　吐乳泻青

热者见症（忌温热之药）

脉浮数实大（表实）　脉沉实而数（里实）
面赤　大便闭　身体壮实　毛焦肤燥　唇紫　小便

① 青：疑为“清”。

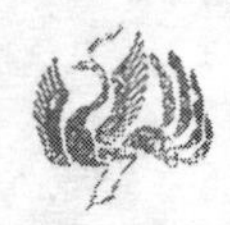

闭　手足极热　惊悸谵语　眼黄　口气热　吐利而渴　狂乱叫哭　鼻塞　流清涕　大便黄燥　腹胀不食　头痛　身背痛　烦躁痰壅　胸膈痞闷　呛喉　咽喉躁　咳嗽　喘促　上下失血　如初发热，宜加味败毒散

加味败毒散

柴胡　前胡　羌活　独活　防风　荆芥　薄荷　枳壳　桔梗　川芎　天麻　地骨皮　蝉蜕　紫苏　麻黄　僵蚕

葱白带根，除热表汗。泄泻加猪苓、泽泻。水煎热服，出汗为度。

升麻葛根汤（发热之初，未分麻痘、伤寒、伤食等症，宜此散，庶无误事）

升麻　葛根　白芍各三钱　甘草一钱　姜三片

水煎热服。若冬天，加苏叶八分；四肢逆冷，加桂枝一钱五分；腰痛，当知是痘，加桂枝一钱五分；时气酷热大甚，乃是毒甚，加鼠粘子一钱五分。只服败毒尤效。

神功散（治痘出毒气太甚，血红一片，不分地界，如蚕子，或吐或泻，七日以前诸症可用）

黄芪　白芍　人参　紫草　生地　红花　鼠粘子各等分　前胡　甘草减半

水煎。如热甚，加黄芩、黄连各一钱；未退，加大黄下之；有惊者，蝉蜕一个；若痘淡黑者，有寒乘之，加桂一钱。

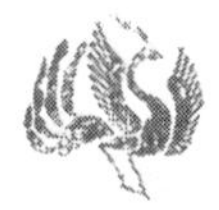

保元汤（痘出齐用）

人参二钱　黄芪三钱　炙甘草一钱

以上一剂，姜一片，水煎服。四日以前有寒症，其色黑惨，宜用此汤加安桂五分。五日以后有寒中里者，用附子理中汤；不甚，只用保元汤加安桂；腰痛者，毒甚也，用神功散主之。面红不退，界限不清，神功散倍前胡；吐者，毒甚也，乘火炎而宜也，神功散主之；泄泻者，火盛而奔越也，服神功散即止，却用升麻提之，不可用止涩之药，惟余其毒则自止矣；渴者，红花子汤加鼠粘子，虽口中如烟起即愈[①]；发渴者，用人参麦冬汤饮之，切忌枣汤；汗不止者，而身已凉，乃血随气溢[②]，用当归五钱，黄芪三钱，酸枣一钱，水煎服，立止；有痰用白附子，水磨服，切忌二陈汤，使燥阳明经，至孤阳无阴，不能施化也；三日内顶陷者，非虚也，乃火盛阳极，反为阴降，如当午树枝向下，宜九味神功散退其火；三四日色淡不明，宜神功散退其火，活血使其色满光明；或有失治，不知解火毒，五六日灯火照之，其毒太甚作热，地界红燥，神功散治之。凡七日以前为表实，不可用温燥之剂，能助火也。八日以后为里虚，不可投寒凉之药，能伐发生之气也。

痘瘖疹癍痧不起者屡效名生生饮

苇芽　南山楂打碎，各一两

二味入水，三碗煎一碗，不时服之，其痘疹即发，其

---

① 愈：原为“余”，据文意改。

② 血随气溢：原为“血随随益”，语义不通，据《万病回春》改。

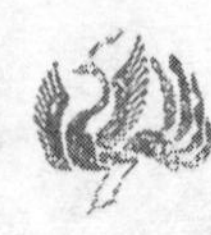

胃即开，百发百中，勿听庸医，如忌鄙薄，此方误人性命也。

不出痘方

用腊月兔子一只刺血，和乔麦面，加雄黄末四五分，为丸如绿豆大。初生小儿，乳汁调下二三丸，遍身发红点者验也，倘或出，亦即稀少。

水痘方

荆芥　牛蒡子　连翘　赤芍　山楂　广皮　薄荷　牡丹皮

煎服。

痘毒良方

红枣十枚去皮核，将枣肉和白占三钱打烂为丸，令小儿服之。

痘毒敷药方

用黄牛蹄甲，烧灰存性为末，醋调敷，未成消，已成溃。

又方

用赤小豆为末，鸡子清调敷，未成消，已成溃。

痘后余毒收口妙方

用黄豆不拘多少，火烧存性为末。甘草水先洗净患处，次用熟麻油入内，后将豆末敷平，再用绵纸贴之，烂见骨

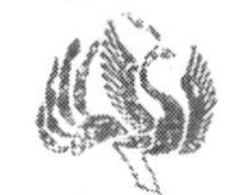

者亦效。

痘疹诸毒入目

蒙花二钱五分　青葙子　九孔石决明　车前子各五分

为末，羊肝一大片，湿纸包，煨熟，空心服之。另有数方在眼科部中。

汇生集要卷之十七

外科汤药丸散用药便论

凡治外科者，此论用药最要。不拘有名、无名之毒，先以绿豆粉、乳香，救其心而护其膜。盖心为身之主，膜乃五脏之囊橐，又当顺气活血为主，驱风败毒次之，顺气则滞散，活血则毒消，此乃大节目也。夫顺气者，乌药、枳壳、青皮、木香之类；活血者，当归、川芎、芍药、丹皮、红花、桃仁、牛膝；祛风者，僵蚕、白芷、羌活、独活、防风、荆芥、牛蒡子之品；败毒者，天花粉、金银花、连翘、甘草、蒌仁、赤芍等药功最验。攻毒败脓用白芷，脓多自汗用黄芪。血热痒溃者，赤芍、生地；实肿痛者，用黄连、大黄；溃烂元脱者，人参、生地；以毒攻毒者，穿山甲、蜈蚣、全蝎、角刺，引诸经至于毒所，善能攻毒。滑石、木通分行水道，从小便而出。桔梗开郁散热；厚朴而温胃消脓；粟壳治诸虚疼痛，敛溃缩肌；附子理虚阳生肉，如速消肿用蚤休，外科汤剂加减大略于此。再有外科敷贴掺搽，妙述俱在于下听用，非比寻常，方方有味，个个出奇，寻师访友得其妙秘，真有神述之功，万金不易传之仙方也，秘之，宝之。

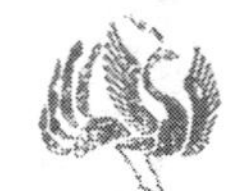

十二经当分气血多少

手少阳三焦经　手少阴心经　手太阴肺经

足少阳胆经　足少阴肾经　足太阴脾经

此六经皆多气少血，凡有疮难收口。

手厥阴心包络经、手太阳小肠经、足太阳膀胱经、足厥阴肝经，此四经多血少气，宜托里。

阳明二经肠胃，气血俱多，易收口。

神仙活命饮（发背，一切无名肿毒，不拘何疮何疖，用此加减，无不效验）

穿山甲蛤粉炒或面炒，一钱　甘草节一钱　土贝去心，一钱　防风七分　赤芍八分　花粉一钱　银花三钱　归尾酒洗，一钱五分　陈皮二钱　角刺八分　白芷一钱　乳香净，一钱　没药净，六分

前药煎入，乳没另研入药，用陈酒二碗，煎一碗，须用大瓦罐，勿令泄气，切忌酸物铁器。已溃者，原方论毒在何经，须用引经、加减，开后：

寒热加柴胡、黄芩；

脉洪数有力，或沉细而弦实，身热，便闭，加大黄三钱；

大便燥结不通，加大黄二钱，芒硝二钱；

小便不通，加木通、滑石、泽泻、连翘、竹叶、灯心；

头顶，加升麻、桔梗、羌活、藁本；

脑顶后，加羌活；

耳前后，加独活、桔梗、柴胡、升麻；

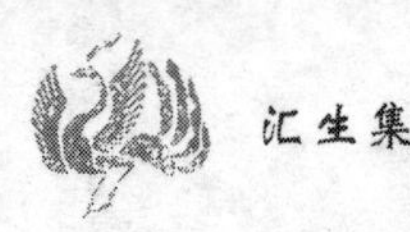

面部，加桔梗、升麻；

口腭，加玄参、黄连、桔梗、升麻、僵蚕；

牙齿咽喉，加桔梗、升麻、独活、射干、山豆根；

脑上，加瓜蒌仁；

头晕，加天麻、川芎；

头痛，加川芎、桔梗、升麻；

乳上，加升麻、柴胡、青皮、橘叶、蒲公英、蒌仁；

胸次，加桔梗、独活；

腹上，加独活、升麻、白芷（倍加）；

胁肋，加柴胡、青皮；

便毒，加青皮、柴胡、木瓜；

背上，加羌活、角刺（倍加）；

横痃照便毒，余见二毒该加血药[1]，桃仁、红花、五灵脂、归尾，破血活血之品；

悬痈，加独活、肉桂；

腰腹，加柴胡、羌活；

臂膊，加桂枝、升麻、桔梗、白芷、银花（倍加）；

臀上，加羌活、肉桂、黄柏、赤芍；

足腰半以下，加牛膝、木瓜、防已、荜澄茄；

足底，加牛膝、木瓜、肉桂、独活；

发背半榻，加附子、肉桂、丁香、人参、黄芪、干姜；

流注，加独活；

疔疮，加紫河车、苍耳子；

饱闷，加青皮、枳壳；

---

① 血药：原为“药血”，为倒文，据文意改。

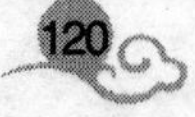

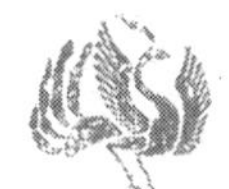

气胀，加木香、青皮、苏子、砂仁、枳实；

烦闷，加倍天花粉；

四肢，加倍银花；

下部，加牛膝、木瓜、米仁，去甘草；

广疮，加米仁、土茯苓；

老弱人，加黄芪、人参；

将成脓者，黄芪，倍角刺。

此方治上、中、下疮疡，俱从此方化出，真妙秘也。

疮疡溃后煎方

凡疮后，溃不生肌而色赤甚者，乃血热也，四物汤（熟地、当归、川芎、白芍）加黑山栀、连翘；如色白而无神者，气虚也，四君子汤（人参、白术、茯苓、甘草）加当归、黄芪；日晡[1]内热，阴血虚也，四物汤加人参、白术；脓水清稀者，气血虚也，十全大补汤；食少体倦，脾气血虚也，补中益气汤；烦热作渴，饮食如常，火旺也，竹叶黄芪汤（淡竹叶、人参、生地、当归、麦冬、芍药、甘草、熟石膏、炒黄芩）；若败肉去后，新肉微赤，四沿有白膜者，乃胃中生气，用四君子汤培补之；如毒深、溃浅，红肿未退，仍宜银花、黄芪、当归、甘草，水酒各半煎。日二服。不问老幼虚弱，皆可治之。

阳和汤（治外症，阴疾，皮不变色）

熟地一两 鹿角胶二钱 肉桂一钱 干姜六分 麻黄 甘草各

① 日晡：原为“哺日”，为倒文，据文意改。

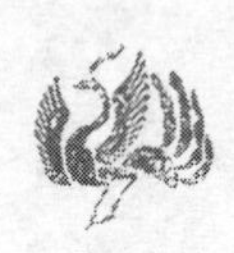

六分　白芥子二钱

煎服。或二陈汤加桂、麻、姜、芥子。

陈皮五钱　半夏一钱五分　茯苓二钱　白芥子二钱　桂、麻、姜各六分

此二汤听用。

回毒银花散（治脑疽及诸发阴疮不起，色变紫黑者，急服之）

银花连枝叶二两　黄芪四两　甘草一两

用酒二十两，同药入小口罐内密封，重汤内煮，三炷香为度，去渣服之。盖暖患上，其疮渐渐高肿，此转阴为阳，后用托药溃脓。如服后不痛不起，流出黑水，此真阴不治。

透脓汤（治诸毒成而不破，服之即破）

黄芪四钱　穿山甲炒，一钱　川芎三钱　当归二钱　角刺一钱五分

水煎，临服入酒一杯，亦好。

复元通气散（治诸气，耳聋耳痛，肠痈便毒，无头肿毒，妇人乳痈，此方活血止痛消肿）

青皮　陈皮各四两　甘草半生半炙，三两　山甲炙　蒌仁各二两　银花　连翘各一两

为末，每服三钱，陈酒送下。无头疮肿，津液调涂。

仙传夺命丹

番木鳖不拘多少

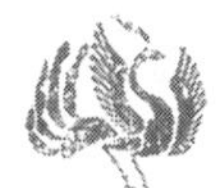

粗茶浸去毛皮，用麻油入锅内，将木鳖放油内熬老黄色，不可令焦，取起，草灰内拌干，为细末，熟米糊为丸，如粟米大，雄黄为衣。大人每服三分，加重四分，小儿周岁一分五厘，十岁加至二分。只服此丹，避风一日，紧要为妙。后有汤头开后：

一治肿毒敷药，将前末用猪胆汁调敷，消肿毒，收赤晕；

一治一切无名肿毒、发背、对口、湿痰、流注、东瓜痈、腰疽、贴骨痈，善能消散定痛，用前末枯色，加炒焦、去根节麻黄，等分为末，每服一钱五分，糖油拌，陈酒送下，一服止痛，三服全消。如已溃者，亦能止痛生肌，易能收功，即名金不换；

一治作掺梅疮，下肿毒，背疮开烂口大，腐肉不化，不能收口，先用升丹提过，将此药炒焦黑，为末，加冰片少许，掺患内，膏盖之，下疳不用膏盖，真有去腐生新之妙，名赛八宝丹，收功甚速，疮口小深者勿用；

一治烂喉肿舌，干吹入口内，喉中即凉；

一治内毒、梅疮，初起服，加穿山甲末二分（即本丹加）；

一治痘疹、奶花疮、天泡热毒、锁喉风，本丹用陈酒送下；

一治喉痹、喉痈，用本丹药五厘，吹入鼻内；

一治积块、痰痞、火嗽，本丹酒送下；

一治小儿慢惊风，朱砂金箔汤下；

一治红痢，甘草汤下；白痢，姜汤下；

一治小儿急惊风，薄荷汤下；

一治便血、盗汗，黑豆汤下；

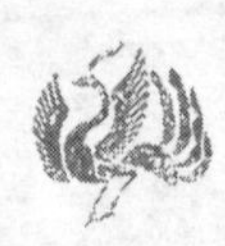

一治追虫，去邪疟，砂仁汤下；

一治筋骨疼痛，黄芪汤下；

一治火眼，甘菊汤下；

一治经水不调，红花汤下；

一治血崩，石榴皮汤下；

一治九[①]种心疼，香附汤下；

一治吐血，京墨水下；

一治霍乱吐泻，藿香汤下；

一治疟疾，柳枝汤下；

一治口眼歪斜，葱汤送下；

一治食积、食隔，陈皮汤下；

一治水泻、溏泄，细茶送下；

一治头晕眼花，茶送下；

一治小便不通，槟榔汤下；

一治大便不通，枳实汤下；

一治咳嗽痰壅，姜蜜汤下；

其油熬过，可敷火毒疮、肥疮、坐板疮、疥疮，甚效。

一名小灵丹。照前方去雄黄，朱砂为衣。治三十六种风湿、恶毒、流火诸症，气呕除，每服三分，用连白葱根三茎，生姜三片，黄酒一碗煎八分，卧时送下，出汗为度。忌花椒、葱、蒜、醋，一日见风。

一名独胜丹。照方无物为衣，治翻胃、痰火、火眼、疟疾、痢疾、口疮、隔食、噎气、喉痹、小儿痞疾，大人二分，小儿一分，忌同前。临卧茶送下，盖被出汗为度。

---

① 九：原为“久”，据文意改。

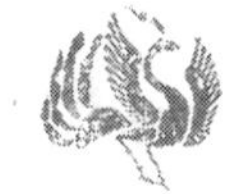

倘虚弱老幼，只用本丹二分。倘此药服后中毒，心觉热痒，生姜少许含嚼，或火酒少许饭解。此药须拣圆而心正者佳，恐防有毒，慎之。

护心丹

治背疮内溃及诸恶毒冲心，疔毒内陷，呕吐，疼痛，二三服救一命。凡疮一日二服，内托毒气出外，使不内攻。

绿豆粉四两　乳香光明者一两

研细和匀，每服二钱，新汲水调下。水不得多，要药在胸膈也。如瘰疬恶毒入内，发呕痛，并治，出《保生信效》；一方治疮毒，止渴神效，亦用此，于食后甘草汤调下二钱；如打着跌扑内损，用温酒调下，食前空心服，些少即内消大损，败血随大便出矣。

广毒丹

专治外症，不论阴阳，已溃未溃，发昏，对口，疔疮，梅疮，附骨，腰疽等症。

马钱子三两　绿豆一合　甘草五钱

用砂锅同煮一日，惟用马钱子去皮、切片、土炒干，研细末。入后药，用：

明雄黄四钱　川乌四钱，面包，去皮脐　穿山甲六钱，土炒　蝉蜕六钱，酒洗，去头足　全蝎四钱，酒洗　蜈蚣四钱，酒洗，各炒　朱砂六钱　血竭四钱　乳香四钱，去油　没药四钱，去油

以上各为细末，瓷罐收贮，勿令泄气。日晒二天后入当门子一钱，真佛金八十张，共研和匀。每服大小人俱用五分，大人至七分止，盖被出汗为度。如发背、大疮等，

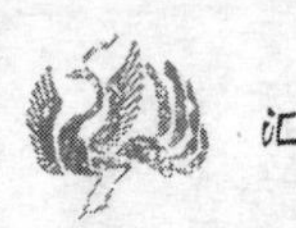

服过三服，大事无虑矣。

背疮龟发散

龟板一两　头发新瓦上焙黄，五钱

为末，每服四钱，陈酒送下。重则四服，必愈。

黄金散

治无名肿毒，一服可除。又治梅疮、广痘，神效。

黄牛牙不拘　乌羊角各煅为末

等分，每服三钱，陈酒送下。如杨梅、广痘，黄牛牙煅，二个为末，陈酒送下，重者二服，效。

无名肿毒及疔疮对口

用肥皂，不拘多少，每个肚内装满糯米，外用湿纸包好，烧焦黑色存性，为末，好酒调送二钱。末溃者一服、已溃者三服全消。

乌龙散（治肿毒，止痛消肿）

肥皂核七粒火煅，伏地气一刻，出火毒，研末，清汤送下。轻则一服，重者二服。

阴症头凹沉黯不起不疼无热服内托不起者

急用人牙煅过，穿山甲炙，各一分为细末，分作二服。用当归、麻黄各一钱，酒煎服，外以姜汁和面敷之。

蜡矾丸

解毒，护膜定痛。如痔漏用降药，拔管须服此药定痛。

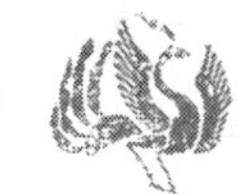

黄占十两　明矾五两

为细末煮油，枣肉为丸，每服五钱，陈酒送下。一方等分，加蜜二两，朱砂三钱为衣或麻油丸。

痈疽发寒颤方

乳香五钱

热酒研服，即止。盖颤属脾，乳香入脾，故也。

移毒丹

霜打丝瓜一条，白颈蚯蚓十条入丝瓜内，煅存性为末，又加：

乳香　没药各一钱五分　麝香三分　雄黄一钱

共末，用黄占一两化开，和前末为丸，如绿豆大，每服三分。毒在上，用甘草、麻黄、桂枝煎汤送，即移在手而消；如在中，用羌活、独活、防风、防已、姜黄煎汤送，即移在肠而消；如下部，用木瓜、牛膝、羌活、独活煎汤送下，移在脚而消。

梅花点舌丹

乳香　没药　月石　朱砂各一钱　雄黄　血竭　蟾酥各七分　冰片　麝香各五分　葶苈　沉香各七分　熊胆五分　珍珠四分　牛黄三分　白梅花一钱二分

上为细末，人乳为丸绿豆大，金箔为衣，每服一丸，病重二丸，陈酒送下。治外症，一切阴阳大毒，疔疮，对口等症。

蟾酥丸

治各种疔毒、发背、痈疽、肿毒、鱼口、下疳等症，可比飞龙夺命丹，更妙。

蟾酥一钱二分，用火酒化开　轻粉　朱砂　雄黄　冰片各一钱　麝香三厘为衣

共为细末，蟾酥为丸，如粟米大。每服四五丸，朱砂一半和麝香为衣，陈酒送下。

紫金丹

治内外一切应下诸症，并胸腹肚痛，内痈，梅疮毒甚等症，名小串。

肥皂去筋膜晒干，或牙皂亦可，七分　巴豆三分，不去油

共为细末，老米饭为丸，如绿豆大。每服四五丸，开水送下，半时辰即行矣。

又下方

治无名肿毒，杨梅，便毒，下疳，火毒太甚，血气内闭不通，此药毒气从大便而出，如泻不止，绿豆汤解之。

巴豆去油　穿山甲炙　斑蝥去头尾，黏[1]米炒，共用　朱砂各七分

共为细末，炼蜜为丸，如桐子大。每服七丸，开水送下。

定痛丸

治外科一切定痛一日。[2]

---

① 黏：原为“占”，据文意改，下凡遇此径改，不另出注。

② 原文如此，疑有脱文。

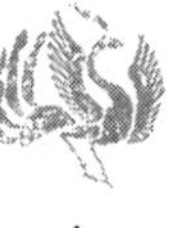

羌活　防风　川芎　白芷　细辛　僵蚕炒　木香　川乌　草乌　乳香　没药　附子　肉桂　穿山甲炙，各二钱　丁香一钱　麝香三分

共为细末，酒糊为丸，每服五分，陈酒送下。

又方

真鸦片三钱　羌活一两　穿山甲前爪一两

共为末，将火酒化鸦片为丸，分作三十丸，每服一丸，陈酒送下。

黑白斑黄散（治遍身发起湿痰肿块，皮色不变，流串疼痛，寒热沉重，昏迷卧床，并阳毒、痈疽、杨梅、便毒等症，如神。下虚便溏者忌用）

广胶一两，切片，面炒用　乳香　没药　穿山甲土炒　角刺鲜者切片，酒浸焙干　大黄酒润洗，晒干　黑丑　白丑微焙　黄芩酒润晒，各三钱　斑蝥十个，黏米炒，去头足

上共为细末，每服大人二钱，小儿减半，酒送下。

虎龙丹（治痰痰瘰疬，湿痰流注，五六服即消）

大贯众切片，丝皮不用，炒脆为末　穿山甲土炒　赤芍　大贝　全蝎　僵蚕炒，各二两　昆布炒　苏木炒　防风　当归各一两　陈皮　土木鳖去皮　蜈蚣炙焦　白芥子炒　甘草各五钱　斑蝥去头足翅，米炒，二钱

共为末，每服二三钱，酒送下。如作丸，夏枯草汁煎膏为丸，夏枯草汤送下三四钱。

琥珀丸（治瘰疬，流注，痔漏，生肌拔毒收口）

黄占六两　蜂房三钱　血竭五钱　乳香　没药各二钱五分　僵

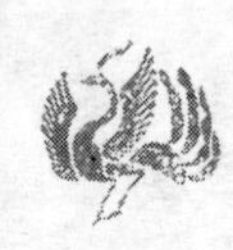

蚕　蝉衣各二钱　明矾二钱五分　枯矾一钱五分

共为末，黄占化为丸，如绿豆大。每服九丸，空心开水送下。

金盘散（即牙漏丸）

蜈蚣炙存性　雄黄等分

为末，面糊为丸，如芡实大。如皮薄不穿，漫肿无头者，用黄芪角针酒[①]，煎汤送下一丸；如多骨漏管者，用热酒送下一丸，十服痊愈。

对口丹方

茄蒂，焙干为末，每服三钱，热酒送下。

又方。黑芝麻三合，务要女人嚼烂，留头敷上，如干又换敷，数次即愈。

软疖

用山药尖、独核肥皂，等分，捣极烂，米醋调敷。能治未破瘰疬、痰痎[②]，兼治软疖，半月愈。一方治软疖，山药捣洋糖敷之即愈，重则二次。以上痰痎，半月即愈。

脑阴方（即软疖，小儿头上常生此毒，外面无头肿起，内软不破，又名蟮攻头）

香橼一个，切一半，去子净，用醋调敷，飞面入香橼内，合在头上扎住，数日愈。否则用水膏药，亦效。

---

① 角针：即皂角刺。

② 疑为“痰核”，下同。

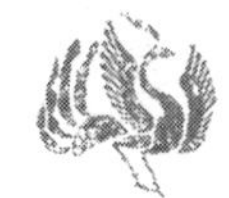

肿毒入腹疼痛或牵引小腹[1]及腰胯疼痛

桃仁二两，汤泡浸，去皮、双仁，研如膏，每服热酒调下小弹子大，日三四服。

子痈

如肾子作痛而不升上，外视红色，子痈也。迟则成痈溃烂，其未成时此药即愈。

枸橘全个　川楝子　秦艽　陈皮　赤芍　甘草　防风　泽泻各一钱五分

煎服，愈。

囊脱

如阴囊生毒烂破，肾子落出，外用紫苏汤日洗，取紫苏叶、梗为末，日敷，外又用青荷叶包裹，内服煎方。

川连六分　归尾　连翘　黄芩各一钱五分　甘草　木通各一钱

煎服。

缓疽

夫缓疽，肿痛无头尾，大者如拳，小者如桃李，与肌肉相似，不赤，积日不溃乃变紫色，皮肉俱烂。急者一年杀人，缓者数年乃死。

黄芪，杵成散，温酒调下二钱。

石疽（坚硬如石，不作脓者）

莨菪子，捣为细末，米醋调敷上，根即拔出。

---

① 腹：原为“服”，据文意改。

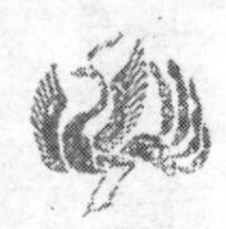

附骨疽

此疽洪洪微急如肥状，不得转动，乃至成脓，疮久不愈，骨从孔出也。

用枸杞自然汁，以慢火熬成，入炼过白矾，团令坚实，阴干，捣罗为末。先以甘草汤洗净，拭干，以唾涂疮，将药末用匝敷之。

贴骨痈方

僵蚕炒　皂荚烧研　穿山甲土炒　发灰　雄黄各研，一钱

酒送下，重则三服消。

恶疽附骨痈根在脏腑历节肿出疔肿恶脉诸毒皆瘥

蛇皮　乱发　蜂房等分

各烧灰，酒服。

附骨及冷瘘一切恶疮等方

蜣螂烧，灰一两　巴豆五钱，去心皮，研，去油净

同研为末，敷疮上，一日一换之。多时患者，不过三上即效。

㾞疽（一名烂疮）

川连一两　胡粉一两

为末，油调涂。又方，烧牛屎作灰，研细，油调涂。

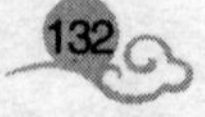

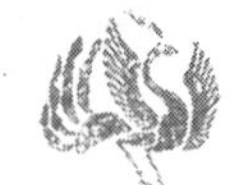

丹毒（治一切丹毒）

黄丹　韭墣上蚯蚓粪火煅为末
用新汲水调涂，效。

五色丹（若犯多至死，不可轻忽）

蒲席烧灰，和鸡子白调敷。一方，服“儿科部”中化毒丸，神效。

丹毒仙方

赤小豆为末，鸡子白调涂，不易，随即消也。又治肿毒、痘毒，消散，葱蜜和药打敷。

游肿（即五色丹毒）

以生布一块，揾油，以火燃之，照病上。
咒曰：日游日游，不知着指，火燎你头。咒七遍，即痊也。

赤白蛇缠火丹（身体寒热，身上起小白泡是也）

白花百合，打烂，加雄黄少许，和敷上，一日即消也。又方，挑（男左女右）大拇指甲，二边蛇眼出血即止。又方，白芷、雄黄为末，火酒调敷。又方，白及一钱，水龙骨二钱研末，水调敷，效。

面目身上卒得赤斑或痒或瘰子肿起不即治之日甚杀人

羖羊角烧灰，研细，鸡子白和涂，极验。水亦调敷。

面目卒得赤黑斑如疥状不急治遍身即死

烧鹿角灰，猪膏和涂。

悬痈（未成即消，已成即溃，已溃已[①]□□□□□□□□）

粉甘草四两　长流水浸透，炭火上炎□□□□□□□□三次为度，切片。甘草三两，当归，当□□□□□□□□至稠膏，去渣再煎，至厚为度。每服每□□□□□□□□化服。一方，成漏者，皂荚子剉子□□□□□□□□致于无，其管渐消。

乳痈肾囊痈秘受奇方

公鼠粪一两　砂仁五钱　白占三钱三[②]□□□□□□□□服三分，陈酒送下。

发疽

葱白二个，捣烂敷之，立效。

拔毒救苦散（治对口，发背，发鬓发疽）

雄蜒蚰二条和葱头二寸打烂，和雄黄末、白及末和匀，敷患处，留头，用水润之。雄者，背上白纹络者，是也。

手腕毒（生手掌后，用定通散、败毒散）

白芍芷羌桔，荆防只[③]归苓。甘银桂灵通，生姜枣

---

① 此下有缺文。
② 此下有缺文。
③ 只：疑为“枳”。

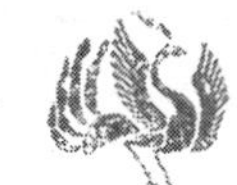

煎服。

又敷药方

蜈蚣一条火上炙干，为末。猪胆汁调涂，时时胆汁润之。

脱脚疽（苦参丸）

苦参（四两）羌独蔓茯芎，赤归何首防，荆芥山药芷，芪膝栀皂乌（各三钱）

酒糊为丸，每服二钱，或酒或茶送下。

又敷药方

苦参　无名异各半

桐油煎三沸，加川椒五钱再煎，滤净。将桑叶或芭蕉汁浸油内七日，贴疮上即安。手指发者，同治。

汇生集要卷之十八

疔疮图

麻子疔：其头状如米，色稍黑，四边微赤，忌食麻油，发于二臂、乳上下、面上，或连数个，走注遍身，疼痛不能转动。

石疔：其状皮肉相连，色黑甚硬，刺之不入肉，微痛，忌瓦石。

雄疔：其状泡起头黑，四畔有水出，色黄，大如钱。

雌疔：其状稍黄似炙，疮大如钱孔。

火疔：其状如汤火泡，疮头黑，四边烂浆，忌火。

烂疔：其色稍黑，疮中溃，有脓血出，忌热物。

三十六疔：其形如黑豆，四边赤色，日增一个，若满三十六，勿治。

蛇眼疔：其头黑，皮浮，形如小豆，状似蛇眼。

盐肤疔：其形大如匙面，四边赤色，有黑粟粒起，忌食盐。

水洗疔：其形如钱孔，头白里黑，忌食水、水洗。

刀镰疔：其形阔，狭如韭叶，长一寸，忌铁器。

浮呕疔：其疮圆黑，曲小不长而狭，韭叶大，内黄外

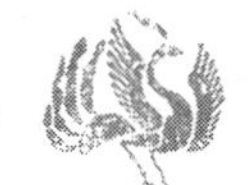

黑，其黑处针刺不痛。

牛狗疔：其状肉色疱起，掐[①]不破。

以上十三种，初起先痒后痛，先寒后热，定则寒多，呕者难治，惟麻子疔始末皆痒。以上诸疔宽怀、戒怒为上策，另有数症开后。

青疔：根在肝，发起于目下，其色青，使人目盲、恐悸、睡卧不宁，或生筋骨之间，或舌强语涩，或脱，此症病危，最险。

黄疔：脾中受热，根在胃，发于唇齿之间。初生色黄有水，四边麻木，令人多食，手足麻木，涎出，烦躁，腹胀，嗜睡，不言者死。形如鱼脂，生在唇右边。

赤疔：根在心，发起于舌下，根头[②]俱赤，作痛，舌硬不能言，恍惚，烦渴，饮水不歇，小便不通者死，未者可治，七日可知祸至矣，急服急救丹药。

白疔：大肠虚热，根在肺，起于右鼻，初起如粟米大，根赤头白，或麻木，或疼痛，使人憎[③]寒、头痛、咽喉干燥，不欲饮食，如胸膈满闷、喘促、昏睡者死，未者可治，七日祸必至矣。

黑疔：膀胱虚热，根在肾，发于耳前后，状如瘢痕，色黑坚硬，使人牙关紧急、腰痛、脚膝不仁，否则头痛，三日祸至矣，形似荞麦皮。

冷疔：膏粱之变，初生如米，渐成溃烂，其色如煤，先用艾叶、蛇床子、紫苏、豨莶草煎洗，内服白术、苍术、

---

① 掐：原为“陷”，据《外科集验方》改。

② 头：原为“所”，据《华佗神方》改。

③ 憎：原为“增”，据文意改。

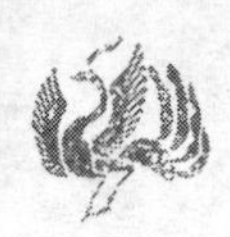

当归、白芍、生地，外用隔纸膏贴之，此乃风湿攻于膝下，传足太阴经。

红丝疔：生于足、手、腋间，如黄豆大，其色红，白水泡样，行根如前，一日一夜行至一尺二三寸，红丝至心口者不治，急用银针刺疔头三四分，出紫血即安，内用蟾酥丸。

穿心疔（又名丹疸）：生脚底心，串脚面者死。凡手指生疮，指头上名蛇头，在脚指头名地蛇头，指侧名蛇腮、蛇眼，指肚名蛇肚，骨节处名寸疔，若三节黑，必落。面黄者难治。

护心散

疔疮，烦燥作渴，恶毒攻心。

青靛二两　雄黄五钱　苍耳灰二钱　麝香少许

上为细末，每服二钱，蜜水调下。一方在丹丸部。

疔疮入腹呕吐

苍耳草根、叶，捣汁服之。如不破，毒入腹胃，及一切疔疮：蝉壳一两为末，蜜水送下，极效。

拔疔散（刺破疔头，出血、知痛者，入药末少许）

白信火酒①过，一钱　雄黄一钱　乳香净，五分

为末，入针孔内，膏药盖之，不疼而愈。

拔疔散

白丁香一钱　蟾酥一钱　大蜈蚣一条，炙　斑蝥一钱　金顶

① 此处疑有脱文，应为制法。

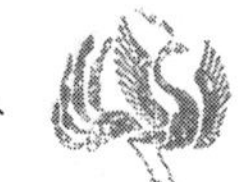

砒一钱　麝香五分

研细末，将酥用乳化开，同各末和匀，为条线香粗。如遇疔毒，刺破疔头，用药米大一粒入疮口，膏盖之。过一周时开，看疔随膏出，后用收口。

疔疮（垂死可治）

巴豆一粒，去壳　饭馓三粒

二味同研极烂，分作三分，只用一分。贴患处，如大干，不妨以米汤润之。疔未肿疼，贴二时；已肿疼，贴半日；如走黄，贴一日。未贴之时，先用刘寄奴草一五枝，撮一抓，四碗水煎服，后贴前药，神效。

拔疔散

蟾酥一钱　雄黄五分　麝香三分

共末，老米饭为丸，如小米长尖样，用刀挑开，用药一粒，膏盖之。一方无麝，二味葱、蜜捣丸，照前插入，神效。

拔疔散（代升）

朱砂五分　银朱一钱　明雄黄二钱　苍耳虫不拘多少，亦然，七月中收用

同前药研匀，烂则加，前药瓷瓶收贮，小刀挑破疔头，用此纳入，膏盖之。此药代升，拔疔、拔管，为条插入。如无，以水蜒蝣代，或蜣螂代，或荔枝肉代。

疔毒走黄丹

生黄豆去油，为末　白豆仁　甘草各末，五分

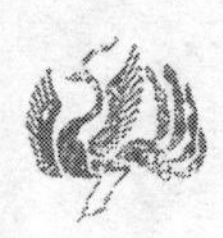

和匀，每服一钱五分，白滚汤送下，非吐即行，立愈。

反唇疔（兼治耳鼻疔，并诸毒，奇妙）

荔枝烧灰存性，用麻油调涂，如耳疔、鼻疔，涂外面，诸毒照涂。一方用蜗牛一个，银朱一钱，打敷患上，立时即消。

马嘴疔（生于唇中下，不急治则死）

用鸡冠血频频涂之。一方在敷药部中，仙箍散，效，内服外敷。或此法亦妙，将两腿腕中紫黑筋用针刺出恶血，即消。

发罗疔（生于手指罗纹之上）

蜒蝣三条　水粉二钱　白梅干三个

共打烂，敷上，止痛。

手指疔（蛇头，蛇肚，蛇眼）

公丁香

为末，用葱头同打匀敷上。一次止痛，三次消。用椒硫亦佳。

鱼脐疔（头黑深，黄水，四畔浮浆）

用蛇壳烧灰存性，为末，鸡子白调涂。

冷疔（铁粉散）

黄丹一两　针砂二两，炒　麝香五分　松香五钱

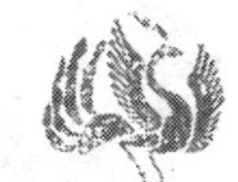

共为细末，柏青油调涂即愈。

血流疔

用红枣肉煅灰，又加信少许，敷上止之。

眼中疔煎方

甘菊　紫地丁　夏枯草　银花

等分，煎服，三四次即愈。

肚内疔

忽然肚内作痛郁郁，然后大痛，急用生黄豆与嚼，不知豆腥者，即名里疔。

野田菜捣汁，灌入鼻孔内即好。如不是，即打嚏啼。又方，豨莶草五钱酒煎下。

汇生集要卷之十九

乳癖痈疽瘰核疖姤乳岩

凡乳疮等症，切忌刀针，用艾火灸之有效。毒生乳上曰癖，红肿痛曰痈，皮硬实曰核，属痰。按之微痛，日久肿大如栗，破而脓水交流，不得收口，须补之以参、芪、白术、四物汤。初生微肿，按之低软，不红肿，日久不成者乃痰滞气郁，必成岩，须用开郁行气，青皮、香附、橘叶、枳实、紫苏之品为妙。如要内补长肉，服黄芪六一散，炼蜜为丸，服下立效。

黄芪六两　甘草一两

共末，蜜丸。

神仙救苦散（治乳岩、乳癖）

瓜蒌仁一钱　当归二钱　甘草二钱　连翘　蒲公英

贝母　天花粉　木通　僵蚕　甲片各一钱

酒水各一碗，姜一片，灯心二十根，半饱服。渣再煎，加青橘叶、桃仁。凡初起红肿坚硬，乃厥阴经之滞气，加青皮；乳肿，乃阳明经之热，加石膏；痛者，加乳香、没药；有脓，加人参、黄芪、橘核；不痛，加南星，去甘草。

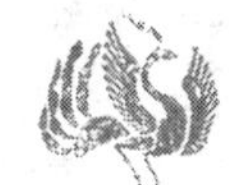

乳癖乳疽丹方（初起一服，重者三服）

枸橘香橼一名江橘子，一个
炙存性为末，酒送下半个，每一个作二服。

乳痈疽方

青皮　甲片[1]
等分为末，陈酒送下三钱。一方治乳岩：
紫口蛤粉七分　山甲土炒，七分
共末，每服三钱，酒送下。

乳疖不拘阴阳

鹿角（湿纸包火煨，灰白色者研为末，四钱）　花粉六钱
用糖油、陈酒送下三钱。

乳癖痈疽丹方

用深秋开裂缝茄子切片，针穿挂于檐前风干，于瓦上焙干，候无烟为度，研末，每服三分，加川连一分，研细拌入，好酒送下，重者二服。

乳瘰[2]方

此病起于郁怒结于肝，其块或上或下，连连有块不一，非岩癖也。二十年后，溃烂亦死。

地骷髅七个，即白萝卜，老而空心作种之根

---

① 甲片：即穿山甲。
② 乳瘰：原为“乳瘝”，疑误。

先备有盖之盆一个，将萝卜火上烧，急入盆内闷灭，迟则灰白无性矣。又用大橘子三个，橘饼亦可代之，炭火内炙，外焦则压去内水，再炙再压，待干脆为末。和匀，每服五钱，陈酒送下。

乳岩仙方（真乳岩，生乳头上）

桂鱼二寸长一个，去肠污，内入闭口川椒七粒，用瓦上炙鱼焦，为末，陈酒送下，每鱼一个一服，三服即愈。

乳岩奇方（治于未溃者）

秋蟹廿只，约四五斤，入篓内，浸粪窖中四十九日取起，清水洗净，炙为末。加橘叶十片，炙为末。和匀，每服五钱，温酒送下，服尽除根。

乳岩硬如鼓者

槐米炒，为末，每日陈酒调服三钱，即消。又治发背已成，槐子一两炒，炙黄，用陈酒滚过，去渣，乘热服，重者二服。又治小肠疝气，每服二钱，加盐少许。

乳痈汁不出内结成脓名妬乳

蜂房烧灰

研末，每服二钱，水一钟，煎至六分，去渣温服。

乳痈七八日未溃尚可消

胡芦巴焙，研末

每服三钱，陈酒四两调送下。

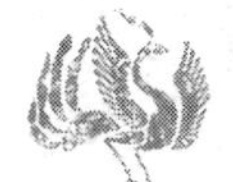

乳上烂开

用莲蓬壳烧灰存性，为末，加麝香少许，吹之收口。

乳痈敷药　即止痛自散

瓜儿竭去油，六分　川乌　黄柏各二钱
共研末，人乳调敷上，效。

乳头裂成疮

胭脂　蛤粉
等分为末，新汲水调涂。

乳疽烂见心者

猫儿腹[①]于锅内煅存性　轻粉少许
共为细末，麻油调敷。

乳岩已破

甘草洗净，用白占三钱，好酒服，五七次可愈。又方，白糖一两，活鲫鱼连鳞，同打烂敷之，即烂见骨，数次可效。

乳上结核肿痛难忍者

广皮浸去白晒燥干，面炒黄，研末，入麝香少许和匀，每服二钱，热酒调下即散。外用葱白和白蜜，打烂敷之。

---

① 应为猫儿腹下毛，参见《急救良方》。

乳汁少

芝麻炒香，研烂，入盐少许，食之即生。

乳痛立消

巴豆一粒　轻粉少许

研为丸，如绿豆大，将膏药贴印堂上。少顷，乳内痛即止，即去药膏，恐起泡也。

奶吹结核疼痛身发寒热

蒲公英三钱　王不留行一钱五分　川贝母二钱　当归一钱二分　荆芥　防风各一钱　通草　黄芩各二钱　痛甚恐生脓，加醋炒山甲一钱

灯心三十根，水二碗，煎服。忌一切发物。

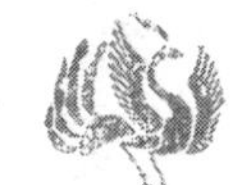

汇生集要卷之二十

肺　痈

两指黑可治，三指黑难治。此症肺受湿热之邪毒，或过饮酒以成此疾。

肺痈煎方

甜葶苈　桔梗　瓜蒌炒，研　升麻　苡仁　桑白皮　葛根各一钱　炙甘草三分

水煎服。

肺痈仙方

鱼腥草半斤或六两，一服

捣汁，冲生白酒服之。或酒酿同打，绞汁服之，三服痊愈。

肺痈神方

巴豆十粒去膜，烧存性，以纸压去油净，研末，饭丸绿豆大。五更时冷水送下七丸，至早饭后再服三丸，必大下血则愈。忌发物、酒。如欲要止泻，冷水洗手即止。

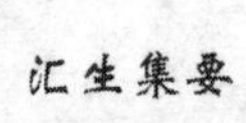

肺痈奇方

蝴蝶花根金黄色者佳

洗净，用根五六株，捣汁，滤去渣，冲酒酿吃，不三次痊愈。

肺痈丹方

鲤鱼一尾，去鳞剖开，入大戟末，煨热吃即愈。

肠　痈

此症小腹坚硬如手掌而热，按之则痛，肉色如故，或焮赤肿痛，小便如淋，自汗，憎①寒，脉紧实者是也。如肚腹胀大，转有水声，或绕脐生疮，或脓从脐出，大便脓血，皆恶症也。左为小肠痈，右为大肠痈。

肠痈方

明矾四两　肥皂十五个，煅存性　雄黄一两　大黄一两，酒拌蒸

为末和匀，每服三钱，酒煎，银花五钱送下，有脓从大便中出。如无脓，暗消，不泄再服。如收口，白木耳煮猪大肠食之，即收口。

败毒至圣散

凡大小肠痈必须内消，而火邪甚急，非杯酒可救，惟银花败毒而又补阴，故宜重用。银花八两，用水十碗，煎

① 憎：原为“增”，据文意改。

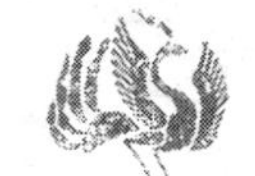

二碗。

当归三两　地榆一两　米仁五钱

水十碗，煎二碗，同银花汁和匀，分作二服，上午一服，下午一服。

肠痈方

地榆二斤，水十碗，煎至三碗。

甘草一两　银花二两　槐米五钱　共入汁内，再煎至一碗，温服即消，并治脏毒。又：

银花　花粉　草节[1]　蝉蜕各三钱　黄芪　苦参　蒌仁各五钱　大黄一两

俱以陈酒二钟炒干。

山甲炙，三钱　蜂房二个　蜈蚣五条，俱炙煅　贝母二钱

共末，每服三钱，淡盐汤下，以利为度。忌发物、毒食。

缩脚肠痈丹方

蜒蝣数十条，拌饭吃下即愈

肠内生疮

皂角刺取刺，不拘多少

好酒一碗，煎七分，温服。其脓血从小便中而出，不应再服。不饮酒者，水亦可。

---

① 即甘草节。

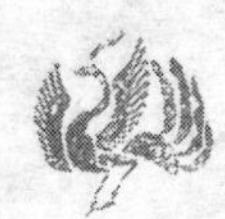

汇生集要卷之二十一

敷药 掺药 拔毒 去腐 生肌 麻药 代针

乌龙膏

治一切无名肿毒，湿痰流串，膀疽，硬块，无论有名痰毒、风湿、鹤膝风等症，满头敷之，即日止疼。如未成脓者能消，已成者即提起其毒，脓从旁①出。

大肥皂不拘多少

去子、皮、弦，捣极细烂如糊，听用。临用时真米醋和入，用铜勺内熬滚黑色，不稀②不稠，敷患上，外用皮纸盖之，不用留头，可放入盐少许。

铁箍散

治一切肿毒，不拘有无名。毒初起用敷能消，已③成者能收小箍住。又治接骨跌打损伤。

---

① 旁：原为“傍”，据文意改。
② 稀：原为“希”，据文意改。
③ 已：原为“以”，据文意改。

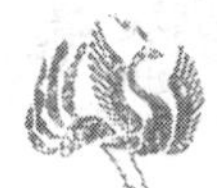

陈小粉[1]隔年者佳，炒黑，一斤　五倍子四两，炒　当归尾二两，酒炒

共为细末，陈米醋调敷毒根上，留头。一方用滴卤调匀，亦妙，不干。如治跌打，用醋。

琥珀丹

治无名肿毒，不拘阴阳，未成消，已成溃，即能定痛如神。

生石膏一两　黄丹　花粉各二两　赤芍一两　白芷五钱　大黄五钱　干姜五钱

共为细末。阳症酒调，和鸡蛋白，或加葱、蜜；阴者醋调，亦蛋白和敷。如痛即痒，留头。

蒲黄散

治无名发背，兼治跌打损伤。

蒲黄　大黄　姜黄　白芷等分

为细末，蜜水调敷，葱亦可加，能消肿毒。如有脓，从毛孔而出。如治跌打损伤，每服三钱，陈酒送下。

隔皮取脓敷药方

用铲下驴蹄甲切成薄片，一两　荞面一两　草乌四钱　食盐五钱

同捣，用井花水和成块，入砂锅内焙干，黄色为末，米醋调敷，脓从毛孔出。

一笔消锭子

治一切大毒外症，用凉水磨搽即消。如遇阴症，内服

① 即陈年小麦粉。

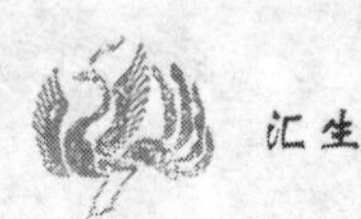

广毒丹或托毒等药，外此敷之。

蟾蜍酥二两　金线重楼一名蚤休，生研，二两　生大黄四两，晒干

共为细末，又入猪胆汁，不拘多少，拌匀。又入麝香四分，同前药和匀，打做成锭，晒干，瓷瓶收贮。

万年冰散

治肿毒、发背敷药，兼治跌打损伤、破伤风，又治热毒、肥疮、坐板疮、蟮攻头，俱效。

万年冰，即粪窖底下年久砖头，不拘多少，研末，麻油调敷，立消，已溃者即好。治跌打伤风，火煅醋淬七次，为末，每服二钱，陈酒送下。用众人来往道边尿砖亦可。

仙箍散

治发背，不拘有名无名大毒，疔疽，指痈等症。

盐酸草看毒大小用之

取叶，加甘菊少许，同捣如泥，加食盐少许，将入勺内用米醋温热，调匀敷于患上，留头，外用布捆之，上午一服，至晚更换一服，明日早上一服。如未成者，三服全消，如不散即出脓矣，亦以收小而愈。如无此草，枸杞尖头叶代用，治反唇疔效。

白公鸭散

治发背、痈疽溃烂，垂危者急用此方，有起死回生之妙。

先用猪蹄一只入锅内，多水煎汤，至烂肉之际去肉，将汤晾温，以软绵搭[①]洗其疮，拭去脓血烂腐死肉。取荞麦

① 疑为搽。

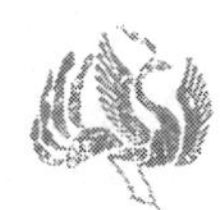

面，水和柔软为条，圈疮周围，然后用白公鸭一只，于疮中宰杀，将热血滴入疮中，拔去其毒，能使死者复生，危者复救，重者不过三只，生肌长平。此系异方秘传，不可轻忽。

火龙膏

治发背阴症凹而不痛者，兼治五色肿毒。

火姜不拘

六月初六日晒干为末，瓷瓶收贮。如遇此症，取猪胆汁调姜末敷患上，用纸盖之，药干用水润之。如流黑水，真阴不治。如五色肿毒，白蜜调敷。

风火毒敷药

生石膏一斤　姜黄半斤

共为细末，葱蜜调涂。兼治痄腮，消肿。

消肿散

治肿如神。

三棱　莪术各二两

为末，米醋三升煎透，瓷盒[①]收之。每用时旋入朴硝，研少许，同为膏，调涂患处，无肿不消也。

移毒丹

治肿毒生于筋骱之处，四肢恐碍。

---

① 瓷盒：原为“磁合”，据文意改。

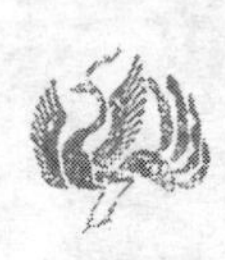

蟾酥一分　雄黄三分　象牙屑五分　大木通皮五分

共为细末，米醋调敷毒边，或散，或能移过一边。

椒硫散

治无名肿毒，痰毒，疬串，湿痰，横痃等症能消。

胡椒一钱　硫黄五分　官桂一分

为末掺上，膏药贴之，渐渐消散。

急灵丹

治一切瘰疬、痰块、乳疖、无名肿毒，未成者能消，已溃者掺药膏上，呼脓拔毒如神。

金头大蜈蚣二十条，瓦上炙脆存性　辰砂六分　雄黄六分　麝香五分

四味和匀，勿令泄气。如遇上症，未成、未溃者，先用滴醋抹[①]患上，再用药末掺膏上，贴之即消。如已溃，作掺，比升丹尤效。一方无辰、麝二味。

蜈蚣三条　雄黄一钱

为末和匀。未溃者，葱汁调敷即消。已溃[②]者，拔毒如神，能去腐生新，比升丹效。

九龙丹

治无名肿毒、流注，消散，立效。

白砒三钱五分，研细末，入铁勺内烧红，后入白矾末六钱五分，渐渐加入勺内，候矾枯取起，为末二钱五分。

---

① 抹：原为“沫”，据文意改。

② 溃：原无，据文意加。

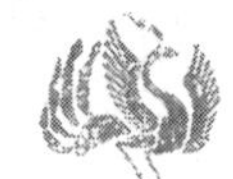

配入：

生南星　生半夏　生草乌　生川乌　巴豆不去油　斑蝥全用　朱砂各一钱

共末，和前末和匀，如遇毒初起，用黄豆许药放头顶上，用津湿之膏药盖之，次日其毒自消，疮顶起泡，挑出黄水，换膏贴之，愈。如内脓已成，次日即溃，亦能收小而愈。

代针膏（外科圣药，未成点上即消，已破即愈，兼能拔管）

川乌　草乌俱汤泡，各三钱　玉簪花根干者五钱，鲜者八钱，以上研细末　三七　沉香　檀香各五钱　银朱一钱

头碱汁三碗，入弹矿灰一块，候化，慢火熬成膏，次下沉、七、檀、银四味，又再入麝香一分，研细搅匀，瓷罐收贮。临用以绵纸作条，以药刷上，候干，插入漏管内，三四次其管自脱。如痈肿，用药占疮顶上，膏药盖之即消。

乌金膏

治发背、痈疽初起，外皮衣已破，内肉不溃，通红，脓头如满天星斗，一时不破，用此膏去其恶毒，使脓从外泄，去腐烂肉，甚捷。又治瘘疮作孔穴，煅炭粉掺上。

巴豆肉不拘多少，看毒大小用之

将巴豆瓦上炙黑色，取下火毒，研如膏。如遇患者，将此药涂在膏上贴之，一日一换，能速去腐恶肉，即生新肉，效。

玄珠膏

治一切无名毒、痈疽，封口拔毒，去腐生新，速效。

番木鳖十四个　草乌一钱五分　斑蝥八十个　山甲三钱　柳枝[1]四十九个

麻油一两煎枯去渣，后入巴豆肉三两煎黑，研极烂，瓷罐收贮。此药能拔疔，无名肿毒，用小刀点见血，纳黄豆大许，膏盖之，其毒自消，不拘已成、未成，俱可用。如口大者，内毒结实不化，用此涂上即化。

大开门

治毒眼小，内或有多，骨不能出，用此大开，使骨可出矣。

白砒三钱　精猪肉一两，斩为肉酱

同肉为球，外用泥裹，煅泥黄色，去泥，研细，掺膏多大即开多大矣。

去腐恶肉方

藤黄三钱　石膏七钱

共细末，掺上，外膏盖之，其腐脱尽。

地榆散（代升）

治诸疮毒，有烂死肉，能止痛、去腐生肌。

地榆不拘

为末，和入雄黄末少许，和匀掺之。

碧玉膏

治有名肿烂，不拘远年乳岩，亦能拔毒去腐，收口甚

---

① 柳枝：原为“柳脑”，据《外科大成》中玄珠膏方改。

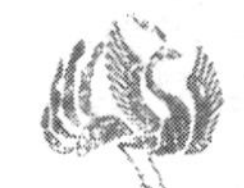

速，无名肿烂、瘌头疮。

明瓦屋上多年者佳

煅灰为末，再加青布灰少许，听用。兼治烂脚疮。

石决明散

石决明煅灰为末，作掺，治不拘顽毒，收口。

珍珠散奇方

治大毒不拘，背疮肿毒，去腐生新之妙。

寿山石粉掺之，膏盖之。一方在仙传夺命丹内。

宝珍散

治发背大溃隔膜者，膜穿必死，用雄鲫鱼去肠实，以羯羊粪烘燥为末，掺之。

生肌散

五花龙骨二钱　寒水石二钱　黄丹一钱

共末，作掺。又兼刀伤血出不止。

收口药

治人气血皆亏，不能收口者用此。

人参三分　珍珠二分　琥珀二分　龙骨生用一分五厘　血竭一分五厘　冰片一分

共为末。如久不收口、眼深，须此作条而入，一二日即长出。可加胎骨，更妙。又方，用小儿耳内胎膜，用津涶研烂敷之，亦佳方也。

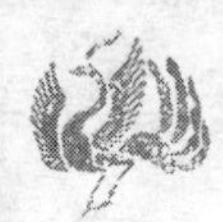

赛八宝

须毒尽用。

地鳖虫不拘

瓦上炙脆为末，加入升丹少许，掺入疮口，立能生盖。又方：

墙上蚬壳陈久者，手捻①变粉者佳

不拘多少，研末，加冰片少许，掺之即收口。

胬肉突出（疮久不愈，反口在外）

乌梅肉煅存性，研末掺之，即收进。又方，硫黄为末掺之，效。

脚面上恶疮（干湿痛痒，年深日久）

羯羊粪三十粒

瓦上炭火煅存性，放地上，油盏盖之，研细末，麻油调敷。如痒，加轻粉少许；如痛，加麝香少许，效。

定痛敷药方

溃后痛不可忍，诸药不效，用此止疼。

寒水石煅　滑石各四钱　乳香　没药俱去油，各二钱　冰片一分

为末，搽敷患处。

麻药服方（定痛止疼）

乳香　没药俱去油　半夏　当归　佛茄子②各一钱

---

① 捻：原为“然”，据文意改。

② 即曼陀罗花。

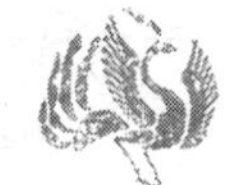

共为细末，每服一钱，火酒调下。

麻药敷方

花椒　草乌　生半夏　生南星　蟾酥各等分

为末，酒调敷上，不知痛痒。

赛刀针

治诸毒不破，用点毒头上，立破。点痣亦然。

银朱一钱　梗灰[1]一块　碱水一锺　巴豆七粒

将四味浸一日夜，煎起泡后无泡为止，瓷罐收贮，听用。

代针服药方（治大毒不破，服之周时即穿）

皂角针寸许

去边刺，灯火烧存性，用水一碗浸灭，为末，用引经药送下，周时即穿。

---

① 即麻梗灰。

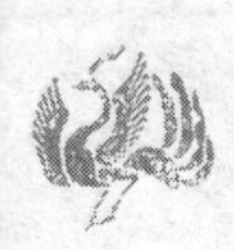

汇生集要卷之二十二

灵丹　打　升　降　枪

五形丹

治通肠痔漏，顽毒奇疡，去腐生新，兼且速而不疼，名大打丹，出白色、牙色为妙，如黑色稍疼。

朱砂　雄黄　胆矾　灵磁石　白砒各二两

俱为细末，和匀入洋成罐内或银罐内封合，先用文炭火煅一二时辰，后用武火上下围煅三日三夜，冷定取出，研细听用。如遇漏管，为条插入，渐渐长出，将血出即快愈，如烂腐肉不去，用此丹掺之即去。

三仙丹

水银　火硝　明矾各一两

为末，用铁锅一只，将药入锅内，用大宫碗一只覆上，碗边四围用桑皮纸捻塞缝口，又用赤石脂水调如糊封口上，放湖沙或黄泥筛细盖上，过碗足，足上用重物压之，足内用白棉花一片试看，先文火，后武火，约一炷香时，看棉花黄色内即成黄丹，花红即成红丹，如要嫩黄，看上色可

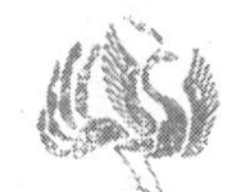

也，掇起待冷，其丹俱在碗内，用鹅翎刷下丹药听用。治一切[①]，拔毒去腐生新，用掺毒疮，膏盖之。一方治结毒，用土茯苓、银花、甘草等分煎浓汁，入三仙丹在内煮干，研细，麻油调敷疮上，五六日后自能落痂，脱尽而愈。又能治□疳并诸疮，内有疔，腐肉，用红丹一两，甘草煎浓汁，煮干，加珍珠二钱，冰片一钱，研细末，先洗后上药，神效。一方在疔毒部中，比升尤效。

五仙丹

治十八种痔漏并反花恶疮。

水银六钱　明矾二两　火硝一两二钱　朱砂八钱　雄黄一钱四分

先将矾、硝入铜勺内，加水一钟，炭火煮干，取出，连朱砂、水银、雄黄共研极细，不见银星为度，照前升炼成丹听用。凡痔疮疼痛难忍，不能坐卧，将药一匙，入清水少许和药，用新笔蘸药涂上。如疮口破烂，脓血淋漓，以笔套筛一个，入药少许，轻轻筛上即愈。如疮久有管成漏者，以老米饭为条，或馒头为条，插入管内，三四日其管自出，如眼曲深，多插数次，渐渐而愈。如胀闷痛，用皮硝汤洗之。

大降丹

水银一两　朱砂三钱　雄黄三钱　硼砂五钱　食盐　白矾　火硝　皂矾各二两五

先用朱、雄、硼研细，后加盐、矾、硝、皂、水研，

---

① 文法不通，存其旧。

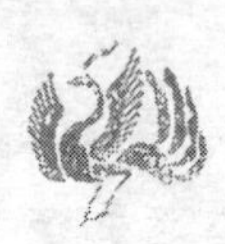

不见银星为度，用洋成罐或大银罐，药末入内，微微炭火结成胎，不老不嫩，如鹅黄色为度，取起冷定，用瓦盆一个，或铜盆，或用擂钵，将银罐覆上，用灰石脂封口，或银罐泥打细和水涂口，候干，上又用沙泥或瓦片攒上，露出罐底寸余，如罐底不可多露，下衬水盆，取其五形全矣，罐底俱用炭火，先文后武，文火一炷香，武火二炷香，冷定取出灵丹，须白如霜者听用。如遇疔毒，用少许于膏上贴之，次日揭[①]看，其疔拔出。如遇肿毒，初起和水调涂患顶，有毒即穿，无毒起泡即消。治拔漏管甚速，和升丹等分，用馒头面为条插入管内，次日再插，连进三四日，其管随膏而出，内服蜡矾丸则不疼，后用升提，长肉平复。又方，治腐恶肉，拔管更速，不疼。治大毒，腐肉不化，僵[②]肉不化，用此丹加减掺上，一时辰腐、僵尽脱。如拔漏管，一周时即化出，不疼之仙方也。

降丹　桂心　红砒煅

等分为末。如遇漏管，为条插入，次日即出，后用收口，或化血水而出。炼升、降二丹，须忌妇人、鸡犬见之。

三品一条枪（可代降拔管）

明矾三两　白砒二两五钱　雄黄二钱五分　乳香去油，一钱二分

先将砒、矾入银罐内，煅红色，青烟起、白烟尽止，掇出起上待冷，有药二两，加雄、乳二味，薄曲糊为条，插入管内，一日一条，四五日管即出矣，亦可破毒代降。

---

① 揭：原为“歇”，据文意改。

② 僵：原为“姜”，据文意改，下同。

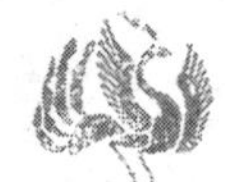

合降（能拔疔毒，诸毒不穿，直入到底，不疼）

灵磁石生用一钱　巴豆一粒

和葱同打贴之，外膏盖之。

合升（在疔毒部）二方（在敷药部）

急灵丹　地榆散

汇生集要卷之二十三

膏药

御方玄玉万金膏

白及　白蔹　白芷　丹皮　赤芍　肉桂　归梢　番木鳖　玄参　黄芪　苍术　干姜　山甲炒　血余　桂花枝头各五钱　槐、柳、楮、桃、枣、桑、杏枝各切片，五钱　麻油二斤半

将药浸油内，春五、夏三、秋七、冬十日，慢火熬至焦色，沫起以麻布滤去渣，又入锅内煎。预用东丹炒，水飞过，一斤，细入油内，用槐柳粗枝一顺，手搅至滴水成珠，掇下，乘热再下细末：

没药、乳香各去油净，血竭，次下苏合香油各二钱，不住手搅，勿令老嫩，入水浸三日，出火气，摊用。此膏治一切痈疽肿毒，不拘大小，初起贴之即消，已溃即愈。他如疔疮、瘰疬、臁疮、湿毒、顽疮可痊；与夫四肢不仁，满身拘急可疗。大能排脓定痛，活血生肌，药力到处，功效莫量。兼之生产，可催，作丸酒下；肠痈可服，作丸[1]冷

---

① 丸：原为“瓦”，据文意改。

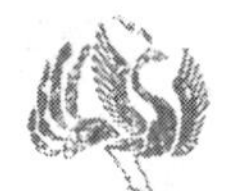

水下。金疮可愈；杖疮能痊；跌扑损伤者痊；骨月着毒[①]者愈；微而犬马、蜈蚣、蝎蛇、蛔所伤，可贴而愈。风痪、横痃、梅疮、哮吼、喘嗽，贴腠理[②]穴；心腹小肠气痛，贴脐下寸许；一应寒湿气痛，贴背上；眼疼，贴太阳；牙疼，贴腮外；肚痛，贴腹上；泻利，贴小腹；其余俱贴患处。此方甚效，幸勿轻忽。

神仙一把膏

龙骨　虎骨为末　川椒　白凤仙花　斑蝥　干姜　川乌　草乌　当归各五钱　麻油二斤

浸七日，熬黑色，去渣，滴水成珠，黄丹水飞，一斤收膏，候冷定，又入麝香三分，水浸七日，出火气，用此膏治痈疽、发背、乳疖、乳癖、便毒、闪气腰挫、跌打损伤、筋骨疼痛、手足顽麻、痞块、疝气，并一切肿毒，未溃即消，外科之至宝也。

磁石乌金至宝膏

此膏专治发背、痈疽、湿痰、流疽、瘰疬、痔漏、疔疮、恶毒、无名大毒等症，初起消，已成溃，数年不愈者，指日收功。兼治跌打损伤、汤火，皆效。其性[③]，剂上勿贴。

上磁石四两，要吸[④]铁者佳，煅红，真米醋淬三次，研极细四两　银花

---

① 原文如此。

② 腠理：原为“凑理”，据文意改。

③ 文法不通，疑有缺文。

④ 吸：原为“歙”，据文意改。

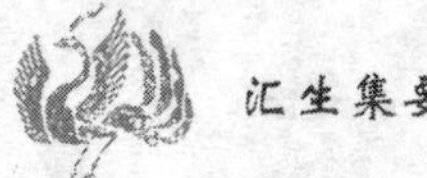

八两　真哑芙蓉即鸦片，罂粟未开苞中出，五钱　代赭石醋煅七次，净，一两　铅粉水飞三次，炒，研细，廿四两[1]　香油三斤

将银花放入香油内拌匀，三日下锅，微火煎枯黑色，去渣，称准足油三斤，复下锅熬，滴水成珠，零星下铅粉，不住搅，取下放于干处，再搅，候白烟将尽，下磁石，次下赭石，后下哑芙蓉五钱，研细搅匀，出火气，摊贴。

五毒膏

此膏专治一切大毒，初起麻木，痒而不疼，阴症恶毒，未成消，已成溃。如不溃则轻，如阴症变为阳，阳则为轻。若痛，贴之不痛；或不疼，贴之反疼，效。

全蝎廿个　鸡内金三十张　大蜈蚣廿四条　败龟一个　赤小豆四两　蟾酥一两，研细末，候膏成放入　麻油一斤　桐油一斤　铅粉一斤，飞过，炒

研细，收膏听用。

水膏药

治痈疽痰核，不拘阴阳，已溃未溃，湿毒，流痰，蟮攻头，无名肿毒，横痃，臁疮等症。

松香一斤，用豆腐一厢八文，同松香煮，提净一斤，麻油四两入松香下锅，又入葱汁一碗，乳香去油净，二两，煎至滴水成珠，又下铜青，研细二两，渐渐筛下，初见绿色，次见黑色，三变黄色，四转古铜色，带紫为度，取起，用水养之，不可缺水，干即无用矣。临用手捺开症之大小，用布摊贴之。

---

① 廿：二十，存其旧，未改，下同。

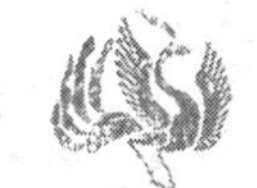

独升膏

治一切疮疡，亦能拔毒消散。如大症，须加丹药收功。

麻油一斤　升麻六两

浸三日，熬枯去渣，滴油成珠，用铅半斤炒，研细，六两收膏，听用，加血余五钱。

结毒膏（治杨梅结毒）

乳香　没药俱去油，各三钱　血竭　儿茶　龙骨各三钱　朝脑五钱　铜青一钱　白占　黄占各一两　番木鳖四两，剉碎　菜油四两

熬，去鳖，将二占化匀[①]，候温，入前药末，调匀成膏，油纸重一层上药，一面用针刺蜜孔，贴毒上一日，揭[②]去一层，此方效秘，须拭净后贴。

狗皮膏

专治癥瘕痞块，一切冷气，下部一切偏坠，虚寒胃疼，作泻等症。

生川甲[③]八两　黄丹一斤，水飞净，炒　桐油三斤　麝香四钱

狗皮摊贴。

蜡葱膏

专治诸风肿毒、臁疮，能呼脓长肉、追风。

---

① 化匀：原为“花匀”，据文意改。

② 揭：原为“歇”，据文意改。

③ 即穿山甲。

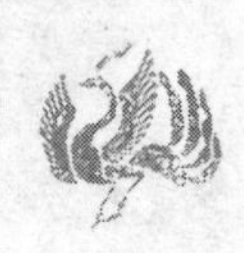

生葱二斤　生姜二斤　麻油四两　桐油四两　白占半斤

将葱、姜各打烂绞汁，渣放油内，先煎枯去渣，又入二汁，熬至滴水成珠，入蜡搅匀，摊贴。

巴鲫膏

专治瘰疬、痰串，已破者收，已肿核可消。

甘草四两　鲫鱼四两　麻油一斤四两　巴豆肉四两

共煎，滴水成珠，去渣，用铅粉四两收膏。

猪胆膏

治诸毒已尽，贴此收口。

猪胆不拘放大瓦盆晒干如膏，约重一斤，加：

无名异一两　血竭四钱　儿茶　乳香净　没药净，各二钱

为细末，收膏内搅匀，摊贴。如干，再加胆汁和入。可代八宝丹。

鸡蛋膏

治各种已尽，如漏管已去，用此药入内，胜于玉红膏。兼治肥疮、黄水、脓窠、疥疮、湿毒。

鸡蛋十个煮熟，去壳白留黄，入勺内熬黑，又入血余一钱，铅粉、黄丹各二钱，用鸡羽调敷，外膏盖之。

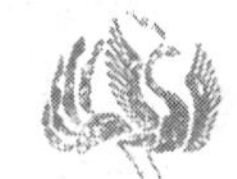

汇生集要卷之二十四

痔漏，名有二十四，酒色气风食五事，未破名痔，已破为漏。

外痔敷药方（治外痔未破者）

大川棓[①]去蛀屑，磨一孔，入轻粉二钱，火上盐泥固，煅存性为末，加冰片一分，研极细末，将疮盐椒汤洗净，用指蘸津涶，末药涂上。如湿痔，加硫黄二钱，共填入煅，用过几次至旬日，未有不痔枯而瘥也。忌牛、羊、葱、椒、发物。

枯痔如金散

雄鸡大者一只，放净处地板上，二日不可与食，再以猪胰子一只切碎四两，拌米粉二合喂之，候粪二两晒干，入：

雄黄六钱　胆矾五钱　明矾　皮硝各一两

为末，入银罐内煅至青烟，取起，又加：

乳香　没药去油净，各二钱　冰片五分

---

① 即五倍子。

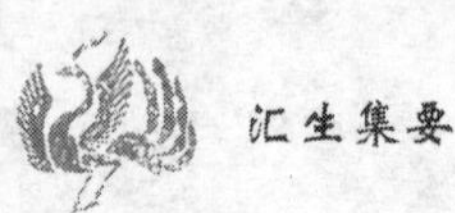

研匀，瓷罐收贮，每用津唾调敷痔上，良久去之，再敷六七次，至痔变黑色，不必敷药，待七日，其痔自落，生肌散收功。一方无胆矾、冰片，加：

白矾四两　乳香五钱

治有管，无管亦可，条子插入管处，或搽。

摘外痔方

白砒，烟尽醋淬，研末，用津唾搽痔上，日日搽之，其痔自枯而下为止。另一方在瘤部中，摘瘤法亦可。

消痔散

如脱[1]出二三寸者皆可治，必要葱椒汤洗净，拭干，敷上立止疼痛，收功。

乳香　没药俱去油，各二两　大黄三钱　黄丹　朱砂　雄黄各五分　五倍（子）三钱，炒

各研细末，菜油调匀，鹅羽蘸药敷患处，切忌指[2]甲。如肛门烂者，加龙骨、血竭少许，不烂不用，待好至七八分，用海螵蛸三分生肌，永不再发，诸药忌铁。

内痔方（内痔反出，肛门疼痛）

桂圆，煅存性，研，和加冰片少许，用津唾调点患上即愈。

又方，五倍子煅灰，加冰片、麝香少许，桐油调敷即愈，内服后煎方。

---

① 脱：原为“拖”，据文意改。
② 指：原为“脂”，据文意改。

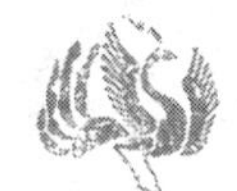

翻花痔

马前子四五个去皮毛，用井水磨，新笔刷上即止疼而消。

翻花煎方（内痔反出肛门外）

升麻二钱　乳香　没药各一钱　石膏五分　生甘草三分

水煎服二三剂，外萆麻仁研烂，贴顶门上，外用膏盖，陈槐花汤洗痔。

痔疮奇方

其疮痛不可忍，服此止疼，甚验。如有漏，加减用之。

五倍子炒干

为末，每服三钱，无灰酒送下，三服止疼。如有管，用倍十两，煎如糊入黄占一斤二两为丸，空心清汤送下三钱，忌发物，名落管丸。

痔漏丸

芭蕉根六斤，以竹刀切开，穿凉阴干，火煅存性二两，加槐花蕊二两，焙干，去火气，共芭灰一处，共三两，每日早上清汤下二钱，难吃饭为丸。是痔不过五六服，不发；是漏十服，吃完，疮漏俱消。忌发物。

痔漏仙方

带子蜂房四两　熊胆三钱　雄黄五钱　象牙末二两　没药一两　刺猬皮二两　蚯蚓干二两　槐花二两　乳香五钱　莲花蕊五钱　自然铜五钱，醋煅七次

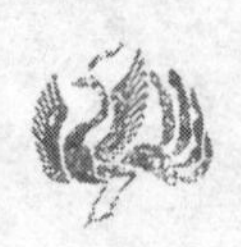

共为细末，米糊为丸，如桐子大，每用清汤送下五六十丸。

痔漏方

刺猬皮一张，去油　金毛狗脊四两，去毛　无名异二两　五倍子四两　槿皮四两，烧灰

共为末，蜜丸梧桐子大，每日空心清汤送下七八丸，极重七日见效，日久加鹿角四两。

痔漏奇方（不用刀针挂线，立验）

蚯蚓四两，去泥焙干　槐角子四两，炒　龟板四两，醋炙七次　羯羊角一斤，切碎，炒成珠

共研末，炼蜜为丸梧桐子大，每服二钱，空心白滚汤送下，至七日退管，忌发物。

痔漏内消散（一料可愈四人）

冬青子　陈雨前茶　象牙末各四两　刺猬皮大者一张，瓦焙　蝉蜕二两

共为细末，用黄狗肠干一条煮烂，捣匀为丸，每清晨酒送下三五钱。

痔漏落管丸

青黛　冬青子醋微炒　陈细雨茶炒　象牙末醋炒，各四两

为末，雄猪大肠一条煮烂，捣匀为丸，每日清晨酒送下三四钱，服至七日，其管脱出，用剪刀剪去，再服再剪，

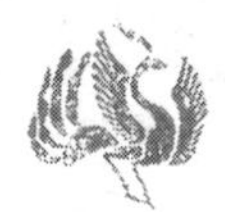

管净为度。一名青象丸，生肌长肉，治血箭痔漏如神，不论千狼万毒之症，无不效验。

通肠痔漏神方（七日见效，十日全愈）

象牙末一两　僵蚕　蝉蜕　枳壳各一钱　黄连　黄柏　黄芩　山栀各二钱　苦参一钱　椿树皮三钱，白酒焙淬一次，先泡后焙　大黄　秦艽各二钱　刺猬皮一钱，香油炙炒　生地三钱　槐米炒，一两　乳香净，一钱　儿茶一钱　珍珠三钱，腐制　琥珀二钱　没药净，一钱

共为细末，用雄猪大肠一条洗净，入药于大肠内，两头扎紧，入砂锅内，加侧柏叶三两，用生酒煮烂为丸，如桐子大，每服三钱，空心陈酒送下。

退管丸并痔疮

花粉一两五钱　二蚕沙八两　蝉蜕二两　归尾一两五钱　玉竹　白芍各一两　象牙末二钱五分　乳香　没药净，各二钱五分

共末，炼蜜为丸，重一钱一丸，每服三丸，每日早、午、晚服九丸，开水送下，七日痊愈。

黑玉丹

治痔漏下血，无论新久。

猪悬蹄廿个　黄牛角腮剉碎，炒，一两二钱　败棕八钱　芝麻一两二钱　槐角六钱　刺猬皮一两二钱　苦楝根五钱　雷丸四钱　乱发洗净，焙，六钱

以上九味俱剉碎，用洁净瓶装入封固，火煅存性，冷出研细，配：

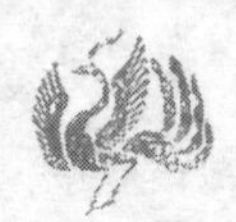

乳香二两　麝香少许

研极细末，酒调面糊为丸，如桐子大，每服八丸，先吃胡桃一枚，然后以温酒送下丸药，空心早晚每日服二次，甚者服三次，七日痊愈。一方退管，加蛇衣一条存性。

痔疮方

扁柏四两，矾水煮　槐花八两，炒　陈棕四两，煅灰存性

俱为细末，炼蜜为丸桐子大，每服三钱，陈酒送下，半料可以痊愈，忌毒食、发物、热衣。

痔漏方（有管能治）

大黄一斤，酒拌蒸九次　槐花八两，炒　当归八两　白芷八两

铜锅一只，先将扁柏铺底一层，将大黄放中间，将三味放上，又将扁柏盖上，糯米三合，底面俱放，用陈酒十斤煮烂，去柏，将药捣烂为丸，如桐子大，每服二十丸，好酒送下，忌食照前，服至三七二十一天痊愈。不忌，此药服之无济。冰片五钱，瓷瓶收贮待用，此方与前方朝晚服之，其效更速。

又方

莲花蕊　黑牵牛各一两五钱　当归五钱

共末，每服二钱，空心酒下，十日见效。一方每服三钱，治痔，不拘远近，二服愈。

收功补漏丸（治痔漏多年不痊者，效验如神）

白茯苓　赤茯苓　没药各二两　补骨脂四两

上药于石柏中捣成块，春秋酒浸三日，夏二日，冬五

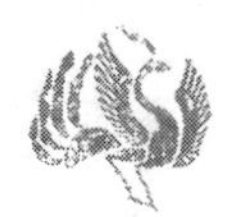

日，取出蒸熟晒干，为末，酒糊为丸梧子大，每服二十丸，徐徐加至五十丸为止，空心陈酒送下。此方加全六味地黄丸治久年漏不愈者，一料痊愈。

通肠痔漏及一切漏

明矾　火硝各一两，入勺内煅枯　水银一两　朱砂三钱　明雄黄三钱

共研，入洋成罐打火三炷香，或锅内亦可，取出听用。

大虾蟆一个剖肠存肝，将前灵药入蟾肚内，外线缝之并口，将口向上，入洋成罐内封好，升二炷香，待冷取出，约有三四钱，每取末五分，以新蟾酥，男乳[1]化开，和丸芥子大，每用一丸，将开水、猪胆汁熏洗后将药纳管内一丸，一夜药气上升，管中自动，二三日脓水甚多，五六日自减而愈。漏有二三十者，服后金粉天流丸二钱。

金粉天流丸

要雄[2]五钱　朱砂一两三钱　石黄[3]三两　赤石脂二两　龟背铅四两

将铅先放罐底，入群药封固，打七炷香，取出听用。

又冬青子，焙末一钱。猪大肠二尺，入皮硝一斤，两头扎好，入砂锅煮烂，取出挂风处，候霜出一钱，加灵药一钱，冬青子一钱和匀，开水送下，轻者七日，重者廿一日，全二钱一分。

---

① 男乳：人乳之意。

② 要雄：未知何药，疑误。

③ 石黄：即雌黄。

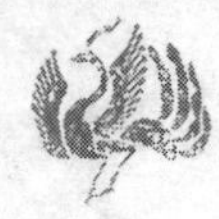

痔漏出管药条方

蝉蜕一钱五分　蟾酥七分五厘　朱砂四分　人指甲末二分　麝香四厘　赤石脂一分

共末，黄占一两作条子，插入漏管，带出管末，如萝卜须相似。此方十年管七日退出，五年者三日退出，后再议别药收功。

不觉退管锭子（不疼）

象牙末　万年冰即粪窖底下久年陈砖头，煅，各五钱　青盐　轻粉各三钱　密陀僧一钱

为细末，饭捣为条，插入管内数日，其管随药而出，自然生肌，不用收口。另有取管数方在升降部内，神效无比。

拔管方（诸管皆效）

雄黄　巴霜　蟾酥

等分，醋化为条，插入管内，看管之深浅，须将荸荠苗先探其深浅，然后插入。

退管神线方（治一切漏管）

冰片　轻粉　硼砂各一钱

共末，以陈米饭捣烂为条，插入管内，膏盖之，三四日其管自出。

漏管药条方

蜣螂虫一个，晒干，研极细末　麝香三分

用饭为条，插患三四日可退，收功。

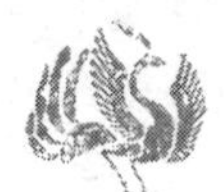

身上漏管药条方

臭芜荑一文

焙脆为末，枣肉为条，插患内。

久痔成漏

信一钱　白矾二钱　陀僧五分　辰砂五分

先研信入瓷瓶盆中，次用矾砂，信上烟尽为度，再将僧、砂研细，白面一些为条，顽漏纳入疮中，腐去败肉，方可生肌。

内外痔点药（花蛛散）

花蜘蛛不拘多少，煅存性　冰片　轻粉　熊胆　枯矾各少许

为末，猪胆调点痔尖上即消。

又方（治痔疼痛，坐卧不安）

蜗牛，不拘，采来用线穿，连壳挂于檐前风干，为末，加冰片少许，搽患处。

内痔不出唤痔散

草乌末

葱白汁调搽肛门口即出，上药。

大肠出脏头[1]方

苦参二两，酒浸　川连三钱　黄柏　黄芩各一两　升麻五钱

---

① 原为“豆”，据文意改。

当归五钱　白芍二钱　桑皮一两　甘草二钱

共末，米糊为丸桐子大，每服二十丸，开水送下。

肠红下血方

用大枣一枚，去核，大砂仁一粒嵌入枣肉内，用乱发二钱扎枣，又用大柿饼一个去蒂、核，将枣入饼内，里之孔上放水姜一片，湿草纸包煨，去纸为末，空心好酒送下二钱，三服愈。

肠红方

黄柏六两　槐花四两　何首乌黑豆煮，一两

用熟猪大肠打烂为丸，空心盐汤送下三钱。

肠红下血兼治血痢

地榆　槐花各一两　柿饼炭一两

共末，每服三钱，酒下。

便利脓血

乌梅一两去核

烧灰为末，每用二钱，米饮下，立止。

脱肛方

大鳖头

煅存性为末，掺上托入。又可治人咬，用麻油搽上，膏盖之。并治下疳，诸疮收口。又方，黄茄子，烧存性为

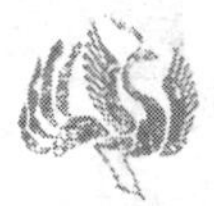

末，敷痔上即入，不疼。并治痔漏、肛脱。

肛门口痒疮

葫芦，烧存性为末，掺上。

肛门口阴癣

白螺蛳壳十个　胆矾少许
鸡子清调涂。

肛门口疮久不愈

鸡内金，烧存性，研细，干贴。

脑漏方

天麻　川芎　白芷
等分为末，每服三钱，酒送下。

脑漏崩方

吴茱萸为末，水调敷。探头上冷处即受病之所。

鼻痔脑漏方

雄黄　枯矾各二钱　盐霜梅三个
瓦上炙存性为末，每用少许，吹入鼻内，一日吹四五次。

心漏方

胸前有孔，常流血水即名心漏。又能治腰痛。

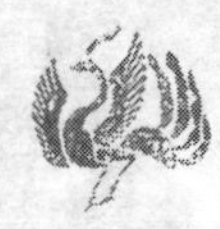

附子　鹿茸去毛，酥炙微黄

各等分为末，枣肉为丸，每服三十丸，空心酒下。

牙漏（在肿毒部）金盘散

眼漏（治法在眼科部中）

推车散（治多骨）

蜣螂（一名推车虫）

炙研细末，每一钱入干姜末五分，同研细末，吹孔内。内有多骨，次日不痛自出，吹过周时无骨出，则知内无多骨也。如口小不能出，用前方。久痔成漏，化开口大，或敷药部中大开门听用。

去管骨方

玉簪花根干三钱，鲜六钱　川乌五分　生半夏一钱　草乌五分

葱白略炙，共打烂敷上，一日夜其管自消、骨自出矣。

漏疮方（不拘身、面、目、口、痔漏）

真陈广胶蛤粉炒

为末，加山药，等分为末，水发为丸，清汤送下三钱，以愈为度。内或加减广胶为君，独此一味，日日滚水化开服，亦佳。

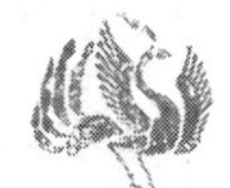

汇生集要卷之二十五

杨梅毒症

梅疮见症

肝经受病，横痃，甚则筋疼，发疮如砂仁；肾经受病，下疳，骨痛，发疮如烂柿；肺经受病，毒聚于上，不筋疼，发疮如棉花；脾经受病，邪毒流于四肢，不骨疼，发疮如痘疮；心经受病则发火疮，形如杨梅；左右相□□现于外者而满身生疮，有伏于内而遍体骨疼，□□□出□□常而隐现不一也。

解毒汤（治杨梅，广疮，鱼口，便毒）

大黄八钱　蝉衣一钱五分　赤芍一钱五分　黄芩二钱　黄柏一钱五分　栀子一钱五分　连翘去心，一钱五分　甘草一钱五分　苦参四钱　蝉蜕　银花　威灵仙　槐米各三钱　菖蒲八分　牛蒡子一钱五分　小竹叶一钱

水煎服。以上药俱可加减，惟大黄、蝉、威、银每三钱，不可缺槐，四味连大黄服过三四剂后，去大黄，加苍术、角刺、甲片等药。梅疮用药，无非败毒、托毒之品。

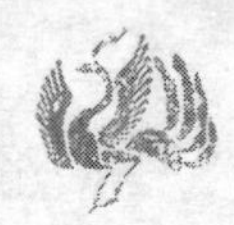

一方治疮

用蝉衣、灵仙、银花、槐米各三钱为君，生军[①]三钱。三四剂不用军，余加五虎散收功。

西川丹

治杨梅结毒、痈疽、发背、对口、疔疮、无名肿毒，亦可化煎剂服，可引经，效。

全蝎炙　蜈蚣去头足，炙，各五钱　山甲土炒，八钱　乳香五钱　没药俱去油，四钱　银花一两五钱　生军四两　芒硝二两，水化　紫地丁一两五钱，共末

土茯苓一斤半煎膏，和药为丸弹子大，每服一钱或一钱五分，土茯苓汤下，亦可作小丸。

一粒金丹[②]

治杨梅疮、便毒等症，下疳、疯犬咬仙方，忌茶、发物。

斑蝥　蝎尾各一百五十枚　金头蜈蚣大者三十条　乳香三钱

没药二钱，俱去油　蟾酥三钱　麝香一钱，另研　冰片一钱，另研

上炮制[③]，各为细末，又研匀，又用麻黄去节，四两熬膏，收前药为丸，如黄豆大，每服姜葱煎酒送下，出大汗为度，是其验也。

广疮杨梅结毒丸药

水银　硫黄　皂矾　火硝　盐各二钱

---

① 即生大黄，下同。

② 原无，疑脱，据目录增。

③ 炮制：原为“泡制”，据文意改。

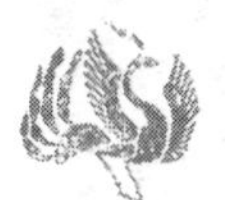

文武火升，用黄米粉为丸，如芥子大，丹只三厘，内服六味丸和入。

杨梅广疮便毒下疳

水银　明矾　绿矾各三钱　火硝一钱五分　食盐二钱

用铁锅一只，先放绿矾，次放明矾、盐、水银，放入锅[①]中炒至白烟起，炒松后放入硝，慢火炒至青烟将起，掇起再炒，放地下出火气，其色变黄顶佳，次变红青色，如变靛青色无用矣。研细末，每药九分一服，用黑枣去核，每个塞入药三分，每一服用枣三枚，酒送吞下，不吐不泻，牙不浮，甚疮渐干，吃至三服痊愈。如疮毒，从大便出；如下疳，从小便出，如小便结痛，用升麻汤服之，小便出血片即愈，后用蒲公英或地丁煎汤，亦可解其余毒。一方加大黄、杏仁、银朱各三钱，同油盏对合煅。

杨梅广疮丹方

用紫蝴蝶花根五六株捣烂，搅汁半钟，冲酒服之，其毒俱从大便中泻出，一服即愈。

梅疮广痘方

黄牛牙二个，火煅存性为末，酒送下，一服愈，重者二服。

金蟾露（治梅疮，臭烂不堪，一服不臭，渐愈）

大虾蟆一只

---

① 锅：原为“窝”，据文意改。

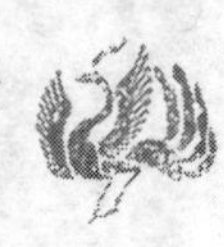

酒三斤，煮至一饭碗，与患人服下，盖被出汗透，换去衣被，次日其疮渐干而愈。虾蟆肚内塞入雄黄末三钱，甘草三钱，用线扎口，外布包之，入酒内煮更妙。

梅疮便毒五虎散

当归三钱　山甲一钱五分　僵蚕炒，二钱　全蝎五个　蝉衣　灵仙　生军各一钱五分

次日去军，加麻油三钱；第三日去麻油，加军；第四剂去军，加麻油，如此六剂痊愈。如虚弱，间日服可也。

梅疮结毒横痃蜡烛卸仙方（一服即愈，结毒二服）

真川椒五钱，如无，大红袍代用，用水二碗煎烂，乘热冲后药。健猪胰子二只，剥去筋膜，用刀斩为糊酱，前汤乘热冲入胰子内，滤出椒渣，与患人吞口咽下，候二杯茶时即泻，须要高处往下泻之，患人不可闻其臭气，如泻至黄抹①，用黄米汤点止，粪将灰拌，否则移害别人，其疮渐干，红色而愈。

杨梅结毒广疮方

生大黄四两　甘草六两　肥皂子一百粒

先用斧打碎，入锅内炒焦，为末，同前药共末，和匀，用土茯苓一斤半煎膏为丸，每服一钱五分，早晚各一服，土茯苓汤送下，其疮渐干而愈。

---

① 文法不通，存其旧。

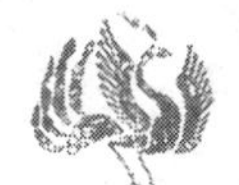

金鼎丹

治杨梅结毒、流注、囊疽、乳岩，长肉生肌如神。

朱砂　雄黄　山甲各一钱　牙皂煨，去皮弦，一钱　金顶砒二钱　牛黄二分

共为末，黄占溶化，和前药为丸绿豆大，每服一分，土茯苓四两煎汤送下。

灵砂丹

治杨梅结毒，腐烂不堪，筋骨酸疼，肩尖毒结，手不能举，皮肉坦塌，耳鼻头顶开烂，俱可以治。又治湿痰流注，腰疼，日流败脓，其臭不堪，其人将危，二十日收功。结毒轻者四五十日，重者一百日收功。

大劈砂飞过，二钱　六一散四钱　冰片五厘

共为细末，分作十二包，每日清早用土茯苓一斤，竹刀刮去皮泥，洗净用，石臼内椿碎，忌铁器，用大砂锅一个，井水、河水各三大碗，煎至三碗，送前药末一包，清晨须煎好其汤，须上午吃完，令渣再煎，井河水各一碗半，煎至碗半，下午务要吃完，每日如此之法，其效如神，切忌盐酱、发物、茶、酒色、气怒。

结毒烂见骨并治痰核流注无药可治者用此方

天花粉　何首乌　苦参　防风　荆芥各一两　肥皂子肉四两，焙干

共末，用土茯苓四两煎汤，入肥猪肉一两五钱，河水六碗，煎三碗，每碗送药末八分，一日三服，渣入药末

煎洗。

杨梅疮漏方

多年治不好的，此药能治，屡效。

当归酒洗，一两　白术米泔浸炒，八钱　大川乌一两，面包煨，去面　覆盆子六钱　羌活　白芷各八钱　乌稍蛇二两，中段　川芎七钱　甘草五钱　苍术八钱，泔浸炒干　牛膝酒浸，一两　牙皂八钱　茯苓五钱　赤芍五钱　五加皮一两五钱　白鲜皮五钱　木鳖七钱，油炙　防风八钱

上十八味共为细末，每服二钱，每早用土茯苓四两煎水一碗送下，渣再煎，送药末（一钱），服药后吃酒数杯，看疮上下服，多吃猪肉易得收功，忌茶面、韭蒜、牛羊、鸡鹅、鱼蛋、虾蟹、发物。如毒肿即消，破即收口，不用搽药，花椒汤洗，每一岁用药一天，只论年纪若干，用药若干日子也，不论病之远近。

梅疮结于咽喉腐烂不堪汤水难下者

活鲫鱼一尾，约半斤，用童便养鱼死，以新瓦二张，鱼放瓦中，用黄泥封固，焙鱼如炭为末，每一两加冰片少许，吹患处，效。又方：

儿茶二钱五分　人中白煅过七次，三钱　川连一钱　芦荟一钱　珍珠一分　青黛一钱　冰片少许

共末，吹入患处。

结毒变成漏

先用甘草汤洗之，后将轻粉吹疮口内，又用黄柏末凑满其口，以绵纸贴之，一日一换。

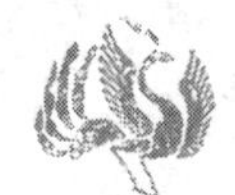

结毒填孔药

如脚根并油盏骨烂穿者用此掺上，收湿长肉。

半夏　牡蛎煅，各二两

二味和匀，猪脊筋打烂，填在孔内，一日一换。

摘毒丹

梅疮服过败毒、泻毒之剂，外疮不能一时消疼，然后用此摘下，或面上恐其破相，先摘数个，然后服药。

生石膏一两　朱砂二钱　轻粉二钱　升丹三钱

为末和匀，猪胆汁调搽，三日愈。

搽药方

治梅疮先服过败毒之剂，后点搽药。

铜青　轻粉　胆矾各一钱

麻油调搽。

广癣方

硫黄一两　人言[①]三分

共末和匀，火酒一钟煮干，为末。先用甘草末布包擦之，后用药搽擦，二三次愈矣。

便毒鱼口兼治无名肿毒下部亦妙乳痈立消结毒紫金丹

黑龟板，放炭火上炙黄，用酒酱用笔涂上，反覆炙三

---

① 即砒石，又名信石。

次，焦黄为末，或不用酒，须极细末，否则肠中积聚，恐生内毒，每服三四钱，不拘阴阳，酒送下。如红肿痛者，二三服定痛，五服消；如阴者，十服愈。

收口生肌散

鱼口、便毒深烂，不拘诸毒，效。

川连五分　搽面粉三分　冰片一分

共末，猪胆汁调搽。湿则干掺，兼治下疳。凡毒疮等症，用猪胆汁和开水洗，妙。

便毒敷药方（初起四五日）

五倍子炒为末　百草霜等分

共末，米醋调敷患处，一日即消。另有数方在敷药部中，或贴椒硫膏，俱可消。如火毒内盛，须丸散部中紫金丹下药，出其邪毒。如轻只用敷消。一方，自脐至腿肿毒，莞花醋拌，晒干为末，醋丸，每服二钱，陈酒下，取汗。

鲤铜散

治横痃、便毒、鱼口、小腹痈。

甲片大者廿片，土炒　土木鳖廿个，去壳土炒　自然铜醋淬七次，一钱五分

共末和匀，黄米饭为丸，每服二三钱，木通一两煎汤送下。

梅疮断根方

龟板童便浸七日，酥炙　槐花净　槿皮煅

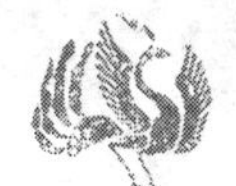

等分为末，蜜丸，酒送下。一方加木香。

梅疮初起除根方

槐花节净，二升　大红袍四两　明矾四两　朱砂为衣

共为细末，用红枣捣烂，和丸桐子大，每服三十丸，酒送下。

奇验杨梅结毒广疮

水银　火硝　青盐　胆矾　绿矾　明矾　硼砂各三两

共为细末，用银罐一个，炭火烊开，放在铁锅封口，用火降三炷香为度，锅底放水，每用一分，作十服，忌豆酱。

神效丹

治杨梅、广疮、鱼口、下疳，一切毒门，先服疏利败毒之剂，后用此丹，愈后再服败毒散三四剂，永不再发。上部不用煅，共研细用。

铁屎　杏仁各三钱　全蝎二钱　银朱五分　胆矾五分　朱砂一钱　水银一钱　大黄五钱

共研细末，和匀，用宫碗二只对合，面糊封口，用热风炉内烘出汗为度，再研，米饮为丸绿豆大，每服一钱五分，或三钱为止。看症，如要速愈，服三钱，三服愈；如可缓，或一钱五分、一钱，如服三钱，其人有些烦躁难过，土茯苓汤下前方。亦有大黄、杏仁，油盏对合煅，以手摇响为度，熟米粉二两四钱和丸，每服一钱，开水送下。

汇生集要卷之二十六

疳　疮

珠冰散

治小儿口疳，大人下疳，并双、单鹅，鹅口白，走马疳等症。

油珍珠一分　冰片二分　白矾三分　大五倍子一个　黑枣核一个

上药除冰片，余药装入倍内，枣核塞口，炭火煅存性，和冰片研极细末。如口内，用薄荷汤洗；下疳，甘草汤洗，拭干上药。

冰茶散

治下疳，油蜡烛。

儿茶焙去油，一两　滑石二钱　冰片二分

共末掺上。凡疳疮，先宜洗净拭干，或猪胆汁，或甘草汤。一方，用儿茶、倍子等分，瓦上炙焦为末，或加黄柏末少许、冰片少许，为末掺上，妙。一方，用海螵蛸为末掺。

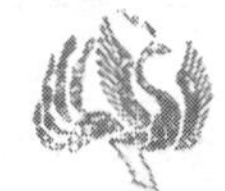

下疳方

生石膏五分　真轻粉三厘　冰片三厘　朱砂二分

共末掺，亦不可轻视。一方，独用寒水石煅，研末，加升丹。

琥珀丹

专治下疳溃烂，立可生肌。

冰片一分　血竭一钱　儿茶一钱　绵胭脂瓦上焙灰存性

墙上白螺蛳壳陈者二个，装入铅粉在内炼，一钱

上药共为极细末，先洗拭干，将药弹上，一日三次，数日即愈。一方单用白螺蛳壳，入铅粉煅金黄色为末，冰片少许掺上，妙。

黑八宝丹

治下疳，腿上湿毒顽疮，收湿消肿生肌，诸疮，收口如神。

黑铅三钱熔化后入水银三钱，同炒为粉，加入后药：

真轻粉三钱　宫粉一钱　乳香　没药俱去油，各一钱　银朱一钱　儿茶一钱　百草霜八钱

共为细末，听用。

鸡登疳

玉茎节处肿大如核子，大小不一，缝中臭水淋漓，其块或长或圆，务得先消其肿，然后上药在烂缝之处可以收功。内服清肝泻湿之剂，或败毒散、蟾酥丸等药治之。先

猪胆同甘草汤，其患处洗净拭干，内服升丹，外用如金散。

如金散（专治湿毒下疳）

密陀僧不拘

研极细末，用麻油和桐油调搽。如痒，加明矾末少许。如破烂，外用升药，膏盖之亦可。

流漓疳

玉茎上下如水晶状。

用蜒蝣三条打烂，同冰片少许敷患上，绢裹扎之，立时消散。如破，贴升丹膏药，内服清肝利湿之剂，鸡登疳同可治。一方，用背包蜒蝣不拘连壳瓦上焙脆为末，加冰片少许掺上，奇验，兼治痔疮如神。背包蜒蝣，平日取来用线穿尾挂檐下风干者，更佳。

喉疳方（内服凉膈之剂，外用吹药）

冰片一分　儿茶五分　百草霜一钱

共末吹之。又方，治小儿痘后喉疳，兼治大人喉烂。

凤凰衣煅为细末，加入冰片少许。

鼻疳方

儿茶五钱　雄黄一钱　轻粉一钱　冰片一分

共末吹之。如臭，加锅墨五分。

面上肥疳疮

猪油同花椒熬枯，去渣，加入东丹、石膏末调匀，搽患上，兼治小腿湿毒疮。

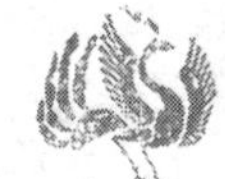

肾囊疮

密陀僧　滑石等分

姜汁调搽。如阴汗、湿痒，用浮炭、紫苏叶研为末，掺上。

鸡登下痈肿大

熟军[①]　槐米各一两　滴醋一文

水三碗，煎一碗服，重者两服消。

① 即熟大黄。

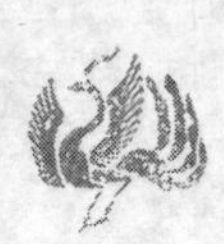

汇生集要卷之二十七

臁疮湿毒

白玉膏（治臁疮湿毒）

炉甘石煅，一两　黄柏　甘草各二钱

煎汁，淬甘石尽汁。

生甘石五分，研　樟冰炒，二钱　土贝二钱　冰片一钱

共为细末，用猪油调摊油纸上贴之，外用布捆紧，三五日一换，须先宜洗净拭干。如痒，荆芥汤洗；如痛，甘草汤；如痛甚，猪油汤洗，之后敷药。

臁疮裙边湿毒腐烂见骨并治诸毒不能收口者用此神效

中生地四两，切片　熟地四两，切片

用乳汁拌蒸三四次，多多益善，取出，捣极烂为膏。如疮红肿，加大黄二两，酌用；如痛，加乳七钱，看二地多少，酌用。共捣如膏，先将患处茶卤洗净拭干，用药一饼贴在患上，势甚者一日一换，否则二日一换，不怕年深月久、臭烂不堪，见骨者一月即愈。如新疮烂者，先去其

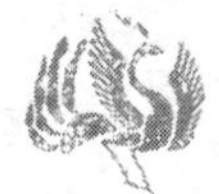

火，烂毒用腐渣先搭一二日，然后贴此，不拘烂痘[1]、疔疮、诸毒，收口奇效。

臁疮膏药

白占一钱　铜绿五钱　松香四两　川椒末一钱　东丹[2]五钱　枯矾一钱

用麻油二两，将油煎滴水不散，不要老，次下松香，再下白占，候烊[3]化再下东丹，将好再下铜绿、椒、矾，候好冷贴疮上，先用腐渣去污毒，用此膏一块手捺扁，照疮大小贴上，外用旧伞帽之盖上，用布捆之，二日一换，效。

玉红膏

治臁疮湿毒臭烂。

生大黄二两　熟大黄二两　风化石灰八两

共末，如遇臭烂臁疮湿毒，用桐油调摊油纸上贴之，外用布捆之，一日一换，或二日，有去腐生新之妙。

远年湿毒臁疮

慈菇，不拘，捣烂敷三次，痊。先用甘草汤洗拭干。

湿臁疮

熟石膏　百草霜

等分为末，桐油调敷，不拘久远，皆效。一方独用石

① 痘：原为“豆”，据文意改。

② 即铅丹，下同。

③ 烊：原为“洋”，据文意改。

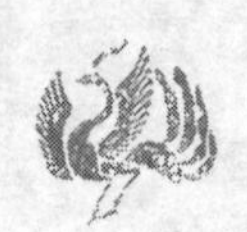

膏，加东丹拣细掺上，效。

湿毒红肿臁疮

密陀僧

研极细末，桐油调搽。如痒，加枯矾。

血风疮方（不拘年月远近）

先用胡桃壳二两煎汤熏洗，伏龙肝为末，掺上患处。如痒，加枯矾。如不能愈，加柏油调摊油纸上贴之，外用布缚之，三日一换，三四次愈。一方用金黄散，柏油调搽，亦治血风疮、湿毒，又治坐板疮；又削皮作内，烟胶烧存性为末，柏油调摊贴之，治血风疮，兼治牛皮癣；用麻油调烟胶末，治胎毒、肥疮，以上数症均效。

沿皮蛀

小腿上痒似血风，有小眼者，不拘远年近日，先用此方，如年久者，用前方。

枯矾　雄黄　铅粉　生五倍等分

为末，先洗拭干，麻油调搽，渐愈。如年久者，用柏油散，再上收功，不发。

脚丫湿烂

陀僧一两　轻粉一钱　熟石膏二钱　枯矾一钱

研极细末，湿则干掺，或桐油调敷。

脚丫烂仙方

蛇蜕炙焦，不焦要痒，研末，湿则干掺，干则麻油

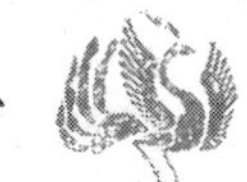

调敷。

脚膀上湿毒流火红肿光亮破即流水

用雄黄末，麻油调涂，干即易之。

寒湿疮

生小腿上，形似脓窠，兼治坐板、湿毒等症，疥疮，梅疮。

雄黄二钱　槟榔　白芷各三钱　菜油一两

将药浸一宿，次日用筒纸连油药，灯盏火上烧，滴下油搽汰，甚效，或加大枫子一两，去壳，打烂，入油浸烧，更佳。

苏木腿

苍耳子三斤

煎数沸，先将马桶洗净，将汤倾入桶内，将患腿熏之，以衣被盖之，候温，脚伸桶内摆洗，不半月愈矣。又方：

葱头廿个　陈桑叶三十张　枯茄干十条　遍地香一大把

煎汤浴之，候头上出汗即待消散矣。

脚上疮乱如蚁窠

穿（山）甲灰敷，效。

三仙丹（治臁疮湿毒，去毒如神）

黑铅一两，化开，入水银一两同炒成灰，二味只存一两为妙，飞净朱砂四钱，共为细末，米饮为丸，如芥子大，每服一分五厘，早晚各一服，陈酒送下。

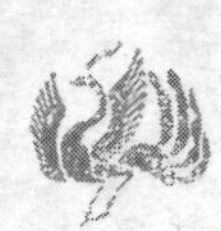

汇生集要卷之二十八

瘿瘤论

盖瘤者，气之风寒湿热伤于脾胃，受于五脏，传于六腑，壅塞经络，留于腠理，血结滞气日渐增长，或内溃破裂，将梅花散敷之，外敷白玉膏，待七日后去，透骨膏则贴之，服流气饮，惟有肩、乳、胁三瘤不可开刀。

粉瘤面颊瘤

肝受风邪，寒湿上攻头面，服消毒流气饮，贴透骨膏。

肩瘤忌刀　乳瘤忌刀

因怒郁结，血气凝滞而成，服内托流气饮，贴透骨膏。

血瘤

血结气滞，经络不通，一破血出不止，用梅花散、白玉膏。

肉瘤

脾受毒气，凝于肉里，用清肝流气饮。

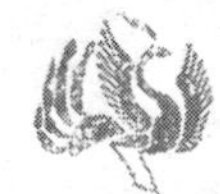

胁瘤（忌刀）

肠胃受邪，壅塞肉里，用消毒流气饮。

筋瘤

肝受风热之邪，逆于筋骨之间，用清肝流气饮。

臂瘤腿瘤脚瘤

此三者，脾胃湿热流注于足，用消毒流气饮，贴透骨膏。

透骨膏（治瘤，并疔毒）

蟾酥五分　大茴香一个　硇砂三钱　麝香一钱　巴豆十粒　轻粉二钱

上研为细末，瓷瓶收贮，遇瘤刺破，少许，治疔亦然。

白玉膏

甘石四钱　龙骨六钱，俱煅　白矾一钱　乳香　没药各二钱，俱去油　白占四钱　滑石三钱　石膏四钱　猪油二两　白胶香四钱

上将油、胶入众药末为膏。

梅花散（治瘤破者）

大冰片　血竭　寒水石　黄丹

为细末，干掺。

流气饮（秘方治瘤）

香附　乌药　砂仁　甘草各二两五钱　木香少许　青皮

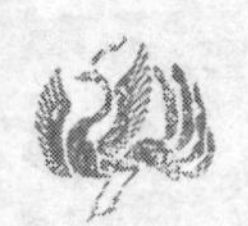

甘松各五钱　官桂一两　桔梗　枳壳各一两五钱

为末，每服一两，水煎服。

清肝流气饮

桔梗　枳壳　甘草　防风　前胡　连翘　羌活　赤芍　川芎　石膏　荆芥　薄荷　白芷

煎服。

消毒流气饮

黄芪　花粉　当归　川芎　桔梗各二钱　陈皮一钱　红花　白芷　厚朴　防风各一钱五分　银花三钱　角刺炒，一钱五分

老酒三碗，煎加炙穿（山）甲一钱五分。

神奇散

治瘿瘤、痰毒、串核、疬子颈①。

生姜　葱　草乌　苍术

打匀，放入瓶内封口，放火缸边暖处，三日取出，晒干为末，听用。

五灵脂　山甲　角刺俱炒　蜂房　全虫俱炙　僵蚕炒　川乌　乳香　没药各去油　番木鳖油炙，各五钱　蜈蚣七条

共为细末，酒糊为丸，每服五钱，茶酒送下。

瘿瘤结于项渐渐肿大

黄药子一斤，方州者佳

① 颈：原为“胫”，据文意改。

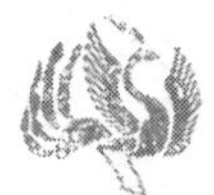

煮酒半斤浸之，入瓶内蒸透取起，常常吃，勿绝酒气，三五日渐消，勿可过食，恐防项细，日日对镜照之，好则不食。

消瘤摘疬仙方

治五瘿六瘤，头大根小者俱效，又痰核，疬串[①]，痔疮，黑痣等症。

白炭灰五升　石灰二升，入大黄五两，同石灰炒如桃花色，去大黄，用灰

用水一斗，将二灰锅内煮，蛇含石五钱，研碎用薄粉绵包裹，又将希布一层包之，扎住，悬挂二灰锅中，勿着锅，着锅锅即碎，紧记。又入碱如拳大一块，同煮半干，将渣滤净，去渣，汁再入锅熬，复入蛇含石，照前二三碗之数，舌尖试之，如针刺为度，去蛇石，如遇瘤疬，不拘大小，酌用矿灰一块，用灰汁化开如稀糊，用笔刷瘤头尖上一块，次日再圈开一层，一日加圈一层，至根将尽处，候其瘤根自裂，不必再药，听其自落，不用收口，妙。血瘤亦治，拔疬点痣亦然。以上蛇含石煮后研细末，入药汁内用。

血瘤已成大者

用甘草煎膏，以笔涂周围，一日三次，又：

大戟　芫花　甘遂

等分为末，醋调敷，另以笔涂甘草圈内，勿近甘草，频渐消。

---

① 即瘰疬。

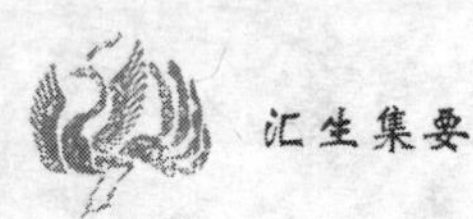

血瘤破烂遍医不效者

烛油　猪油　黄占　松香

煎化令匀，调涂而愈。

项下瘤

用牛蒡子根为末，蜜丸，当服即消。

牙缝生瘤

麝香一分　薄荷叶三分　绿豆四十九粒

共末，酒送下，效。

流　注

乃风盛生热，热极生气，毒乘风而四面沸腾，急用疏风散热之剂，流走四肢者死。汤药丸散部中黑白斑黄散，结毒门中灵砂丹，皆能取效。

流注煎方

银花三钱　甘草八分　白芷五分　归身二钱　羌活八分　牛蒡子八分　生黄芪二钱　陈皮八分　连翘一钱　花粉一钱

如内，加木通一钱；如破，去羌活、白芷；如虚，倍[①]黄芪。

① 倍：原为“备”，据文意改。

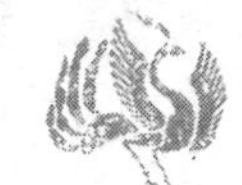

又方

土茯苓四两　肥皂核七个　皂角核七个

二核二打碎，童便浸一宿，又用：

银花　蝉衣　僵蚕各一钱　全蝎七个

煎服。

痰核流注遍身破烂不堪臭秽服此药从大便中出即能长肉生肌

大黄二钱　丁香　角刺　僵蚕　乳香　没药　大贝各三钱　麝香三分

共末，黄占二两化开，和前药为丸绿豆大，每服七分，蜜汤下。

痰核疬串

丸散部中有三方：虎骨丹，琥珀丸，急灵丹。

痰核煎方

至凶十服消尽，破者服之及突出[①]，过三日以后自平。药取来，研粗末，方不出门，秘。

毛慈菇二钱　土贝二钱五分　银花三钱　陈皮一钱五分　当归二钱　鲜首乌二钱　玄参一钱　苏木一钱五分　川芎八分　甘草　南星各一钱　夏枯草三钱

重加泽兰、人中白各二钱，水煎，食后服。

消疬散

治鼠劳鼠疬，不拘已溃未溃，服药半月愈。

① 此处文法不通，存其旧。

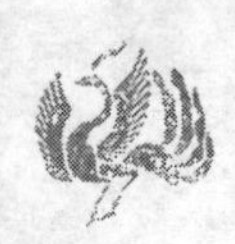

丁香　甲片炙　血竭　僵蚕酒炒　朱砂各一钱　斑蝥二个，去足，黏米炒

共为细末，大人服三分，小人每服一分，夏枯草煎汤送下，夏枯草时常当茶吃，忌发物。

鼠疬已破未破俱用如未破者满头敷之如已破者敷上留头

鲜山药尖　独核肥皂去子及筋膜

等分，同捣极烂，醋调敷上，频换。如已破者，箍小，另用生肌收口。

疬串方

独核肥皂一斤　大壁虎五个，炙干　雄黄三钱

为末，炼蜜成丸，每服二钱，夏枯草、银花煎汤送下。

又方（不拘已溃未溃）

雄鲫鱼一尾，剖开，去肠不去鳞，猪牙皂角七个入鱼腹内，用水煮干，然后用阴阳瓦二张，用泥封好，煅泥黄色，其鱼必枯焦，研为末，好酒吞下。如破者，将药掺上，重者二服，效。

痰核疬串东瓜痈方

糯米一升　斑蝥本人年岁若干，斑蝥若干个　青娘子一对　红娘子一对

同米共炒，炒至虫为末为度，取起出火气，去虫末，用米每早日日食之，其毒渐消矣。轻则一料，重则二料，必愈。

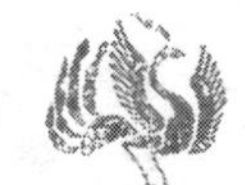

膏药方（不拘已溃未溃，半月愈）

五台头草，一名猫儿眼，不拘多少，熬膏四两，麝香五分，调匀摊贴，一膏即愈。一方，无麝香。

疬串丹方（不拘已破未破）

用花椒去目，不拘多少，研极细末，麻油调敷，半月愈。如已破者不敷，将未破之核敷之，其核往破处出矣。

烂串[①]去核方

赤头蜈蚣，煅存性为末，冰片少许，菜油调敷，绵纸盖之，三日一换，二次即出核矣。

痰串烂方

用牛滞泥包煅去泥，研细掺上，拔毒收口。一方用壁虎，新瓦上炙干，为末敷，膏药上贴之，不论穿破，贴三二个即愈。

鼠疮（脓血臭烂不堪，年久不愈者，七日愈）

用多年老葱，和黄丹、健猪油捣烂作饼，贴患上，一日一换，七日愈。

疬疮已溃

旧皮靴皮底，烧灰存性为末，麻油调敷。

---

① 串：疬串，即瘰疬，下同。

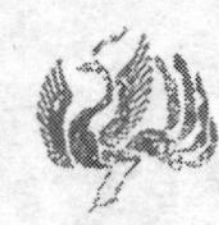

汇生集要卷之二十九

咽喉

喉痺一名[1]为乳蛾，多因酒色七情过。痰水上壅为肿痛，祛风清火得平和。在左属血右属气，只宜细看莫蹉跎。

顿出丹（治双单蛾急症）

番木鳖一个，切片　雄猪胆三个

鳖入胆内，七日取出，晒干或瓦上炙燥为末，加月石一钱，雄黄五分，每用二三厘吹入，出痰涎，有脓即破，无脓即消。

治三十六症咽喉方

明矾一两，银罐溶化，入江子肉研烂，三钱，血竭三钱，月石一钱，煅枯，上盖之，烟尽为度，临起入冰片三分，共研极细末，少许吹入喉内，吐顽痰即愈。治单双蛾、破喉风、喉闭、牙关不开等症，立效。

---

① 名：原为“各”，据文意改。

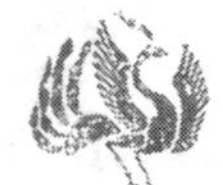

咽喉双单喉癣方

川连　月石　冰片　青黛　珍珠

等分，共为细末，吹之。

喉风乳蛾烂喉喉癣方

薄荷三分　青黛一钱五分　雄黄三分　辰砂二分五厘　明矾一分　儿茶五分　月石一分　冰片五厘　牛黄五厘

研极细末，吹入喉内，渐渐而愈。内服生地、丹皮、川连，凉血、消痰、顺气、滋阴之剂。

瓜霜散

治咽喉，喉风，双单乳蛾，牙痛。

用青黄瓜一条，去穰，入火硝、明矾等分，入于瓜内，悬风檐下待干，出白霜，刮下，瓷瓶收贮，吹之。

喉症仙方（治十八症咽喉）

白茄子一个，炙，研末　人中白三钱　甘草末二分　冰片少许

共末和匀，吹喉。喉内如肿塞者，先用点破，然后吹之。

喉癣丹方

先用土茯苓一斤，煎汤一碗吞吐，喉间霍出血丝便止，又用青果，用竹刀刮去青皮，以外滚明矾末，每服一日早晚二枚，含咽吃下一枚，十个愈。

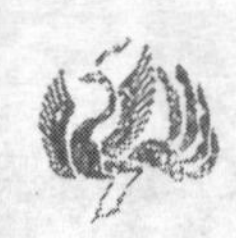

喉烂至宝丹

人中白每用五七分，白蜜和匀，流入口中，日二三次，重者二三钱，立效。并治大人小儿牙根久烂。

双单蛾仙方

用人指甲瓦上炙，研碎末，吹入立效，又能开关。

哑瘴咽喉方

风痰犯于咽膈①，口不能言，牙烂不开，喉痹，喉瘴等症，急用蟾酥，研极细末，用灯草，吐沫蘸草头上，入鼻内，抵着喉处即溃，随吐脓血而愈。一方，蟾酥磨水，滴入鼻中即开，即用桐油滴入喉中，风痰尽而愈。

咽喉紧闭不开

威灵仙九蒸九晒，去心用肉，一钱　肉豆蔻去油，五分　牙皂三分

俱为细末，收贮。如遇患人，急取一分，入人乳调灌鼻孔内。

喉闭乳蛾方

青鱼胆为末，吹之，立时即愈。大乌鱼胆亦妙。

喉傍生毒

此症当与伤寒同治，生于皮上属肺，表症也。

柴胡一钱　升麻八分　陈皮三分　玄参一钱　麦冬一钱五分

---

① 膈：原为“隔”，据文意改。

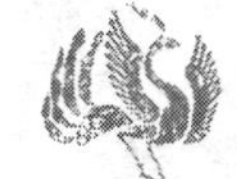

花粉一钱　生甘草五分

水煎，食后服，外以掺药掺膏上贴之。

又掺药方

石膏三钱　冰片二分　郁金二分

为末，掺膏上贴之。

喉咙失音方

川贝母去心，三钱

捣碎为末，加冰片少许，熬成膏，临卧时茶匙超入，即如旧矣。

白痒疮

生于咽喉及鼻孔，俱烂者是也。

枯矾　白霜梅一个，煅

共为末，吹入即痊。

左边喉痛属血热方

甘草一钱五分　桔梗一钱　薄荷六分　山豆根八分　石膏八分　黄连二分　生地二钱

水煎。凡喉间作痛、红肿、烂喉痧等症，以薄荷为君，用二钱。

右边喉痛属气方

甘草　桔梗各二钱　防风五分　麦冬二钱　豆根八分　石膏二钱，煅　玄参　射干　牛蒡子　荆芥　花粉各八分　贝母一钱五分　柿霜五分　黄芩一钱

水煎服。

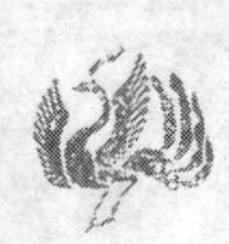

汇生集要卷之三十

牙齿

牙痛煎方（主剂）

生地二钱　丹皮一钱　青皮七分　防风一钱　甘草七分　石膏二钱　荆芥七分

上正门四牙，心经火，加连翘、麦冬、黄柏、黄连；

下正门四牙，肾经火，加黄柏、知母；

上两边牙，胃经火，加川芎、白芷、甘葛①；

下两边牙，脾经火，加白术、白芍；

上左大牙，胆经火，加羌活、胆草；

下左大牙，肝经火，加柴胡、栀子；

上右大牙，肠经火，加枳壳、大黄 、槐花；

下右大牙，肺经火，加桔梗、黄芩。以上俱各一钱，竹叶、灯心煎服。

立止牙疼方

牙硝　胡椒

① 即葛根。

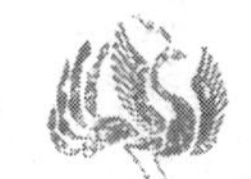

等分为末，擦痛处。

牙痛膏药方

龙骨一钱五分　胡椒四十九粒　雄黄一钱五

共研细末，将黄腊溶化，和前药摊纸上，剪碎，贴患处，立止。

风火牙疼立时即止

用白炭灰筛细末，用阴阳水调如厚糊，敷面上肿处，候干裂缝，面上知痛，用温汤洗下，即搽麻油在面皮上，恐防起泡，即使[1]起泡，三日脱尽。

落牙方

玉簪花根焙干，一两　马牙二个，菜油炙　麝香七厘　大蜈蚣一条全用　雄黄四分

共末，以菜油煎调，为丸如绿豆大，置于牙根，开刀片时喊一声，顿一脚，牙即落矣。

又方

乌头一个，煅，去皮　附子一个，去皮　黄连一钱　赤头大蜈蚣一条，炙，全用　白马牙即肉内所生之蛆，焙干，一钱　玉簪花根焙干，一钱

炒，共为末，少许点上，牙即落。

牙缝中出血（名牙宣[2]）

竹茹二两

---

① 即使：原为“即是”，据文意改。

② 名牙宣：原为“牙名喧”，据文意改。

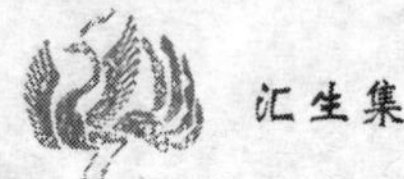

醋浸过夜，在口含三四次，即愈。

牙槽风（牙根肿疼）

五倍子，磨一孔，入明矾末约十分，煅存性研末，吹入或擦牙根即消。

牙蚀

因患骨槽风以致牙蚀，透骨穿腮，名南星散。

南星一枚

挖一孔，雄黄一块，麦面包煨，候溶化以杯合定冷，去面研末，加麝香少许，拂患处，数日愈。

走马牙疳

带壳蜒蝣不拘，煅，一钱　铜绿二分　月石二分

共为末吹之，先用米泔水嗽口，或青布蘸泔水于小儿口内搅净，后用吹药吹之。另一方在小儿部中。

牙疳立效方

青黛　黄柏　枯矾　五倍子末各一钱

共末吹之。

走马牙疳极危用此

马钱子二钱，用大枣去核，包煨存性　青黛一钱　冰片五厘

共末和匀，吹入喉内即愈。

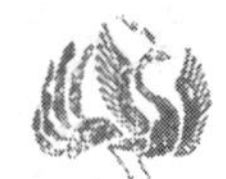

汇生集要卷之三十一

口　舌

口舌生白色疮

黄柏一两　青黛六钱　冰片四分
共末，用些许敷患处即愈。忌猪肉、香油、甜物。

重舌方（舌尖叠厚为重舌）

牙皂角不蛀者四五挺，去皮核，炙焦　荆芥穗二钱
共为细末，以米醋调敷肿处即消。

又方

僵蚕五钱　胆矾一钱　五倍子五钱
共末，吹入患处即愈。

又方

用蒲黄频刷上，内服黄连泻心汤，或黄浓汁灌下即消。

臭口方

藿香叶煎汤嗽口。

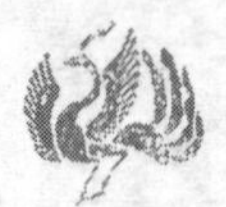

茧唇（乃胃火也）

橄榄烧灰存性，为末，猪油调涂。兼治唇燥裂。

又方

大黄为末，胆汁调涂即效。

舌肿神方

卒然舌肿，大硬，咽喉闭塞，即时气绝，至危之症。

用皂矾不拘多少，以新瓦火煅变红，放地上候冷，研细，将病人用铁钳挖开牙齿，以药擦其舌即愈。

舌胀满口

以百草霜搽之，内服粘子解毒汤或黄连解毒汤。

舌长三寸不能入

巴豆仁三粒

用纸包打去油，将油捻成条，火点熏之，其舌闻烟而入，急服清皮降火汤。

舌出寸许者

梅花冰片一钱

研末敷上即入。

舌缩不能言

有芥菜子研末，醋调敷颈项下，即时能言，内用清肝降火汤，再用紫雪冰片散。

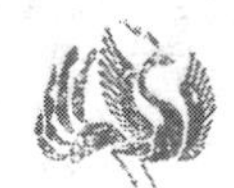

紫雪冰片散

青矾煅赤，少许　月石　玄明粉　冰片少许　麝香少许
敷舌下或喉间。治重舌，出痰后用，吹之。

无故出血

用槐米炒为末，敷之即止，仍用人参、甘草、麦冬补之。又方，香菇汤服上，用槐米。

舌断或咬下方

用无灰食盐掺上，一掺一吐可长出，妙之。

失音方

皂角一个，去皮子　萝卜三个，切片
水煎服之，不过三服即能言。

鼻　症

鼻不闻香臭

瓜蒂一钱　细辛一钱　麝香少许
研末吹之。

又方（数年可以立效）
防风一钱　瓜蒂一钱
为末，用四五分纸一张，卷作筒，放微火上，鼻孔吸其烟气，数次即愈。

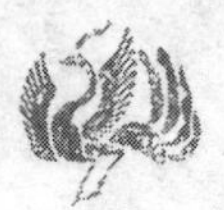

鼻渊（鼻内黄水长流，致脑户漏，虚眩不已）

用藿香连枝叶五钱，或末一两，公猪胆汁熬膏为丸，每服三钱，食后开水送下，后用祛风活血、补气养血调治为妙。

脑漏吹药方

胡椒七粒　雄黄一分半　麝香一分　冰片一分　黄鱼枕骨一对，煅存性

胎发一丸，煅存性，为末，吹入鼻内，三四次即愈。内服后丸药，一方在眼科部中。

丸药方

羌活　川芎　细辛　黄芩　白芷　当归　辛夷

黄牛脑子为丸，开水送下。

鼻痔方

白梅干一个　白矾二钱　蓖麻肉七粒　麝香一分

共研末，和匀，丸如枣核形，丝绵包塞，一夜即流清水，连日塞之，消尽即愈。如脱①出鼻外者，用巴豆煅存性为末，冰片少许，吹之则腐去鼻息。一方在痔漏部。

鼻面皶

白蔹　白石脂　杏仁各五钱

为末，鸡子白调涂，夜涂旦洗。又方：

---

① 脱：原为"拖"，据文意改。

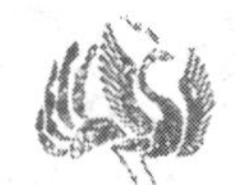

大黄　芒硝　槟榔等分

为末，水调敷三四次，新白果打烂搽鼻，不过五七次，复旧矣。

酒皶鼻并粉刺方

硫黄五厘　轻粉五厘　杏仁十四粒，去皮尖

共为细末，打烂，临卧涂上，早洗去。

鼻血不止方

栀子煅

为末，吹入鼻内立止。

又方

用荆芥炒炭，冲酒服即好。

耳部　聋　疔　疮　出血　乌须

耳聋方

巴豆一粒　石菖蒲一两，鲜者亦可

研细末，丝绵包塞入耳中，匀作七丸，一日一换，出黄水为度即去药，重则加全蝎。

耳聋方

一豆三班不去油，麝香冰片共同投；葱蜜为丸麦子大，絮绵来塞[①]耳中里；三日之内出黄水，不痛不痒不须忧。

---

① 塞：原为“色”，据文意改。

老少耳聋

甘遂五分　甘草五分　麝香一分

研末，入葱管内，塞两耳即愈。

耳如蝉鸣

蓖麻一粒，去壳皮

研烂，绵包塞入耳内，一日一粒，渐渐退去。

耳疮神方

在外：雄黄一钱，红枣去核包煨存性，研末，麻油调搽，一二日即愈。在内用：

银朱一钱　海螵蛸一钱　麝香三分

吹之，少许即愈。

耳疔方

橄榄灰一钱　冰片一分

吹下。一方在疔疮部。

耳胀痛方

用江鱼脑，石煅为末，水调滴入耳内。一方，用番木鳖磨浓汁，滴入耳内。

耳疼立止方

蝉蜕为末，吹入，加冰片少许。

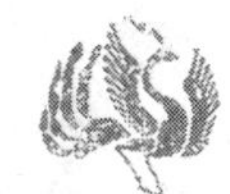

耳底出脓方

五倍子，煅存性为末，吹入耳中。若疼，加蛇蜕，煅存性，吹入即好。

耳脓水不干方

水龙骨一钱　月石五分

为细末，吹入耳内，外用棉花塞之，二服除根，永不再发。一方单用蛇壳，煅存性，研细末，吹二次立愈。如湿，掺；如干，麻油调。

小儿耳底臭烂不堪

胭脂一钱　麝香一分　黑枣一个，去核

入白矾煅过，为末，少许吹入，脓干即愈。

耳中出血不止

五花龙骨

为细末，吹入即止。

乌须仙方

五倍子一两，炒过　铜花醋炒，三钱　没食子炒过，二钱　诃子二钱　生白矾一钱　胆矾五分　榆面八分　白及八分　月石二分

上药总以五倍，务要得法。先青布尺许，清水浸湿，搅干，摊泥地，将倍打如米大，筛过，分粗、中、细三号，先将粗者入红铜锅内炒黑色，再入二号炒黑色，又入三号炒黑色，发黏成块为度，锅即掇起，倾青布上摊匀，将布

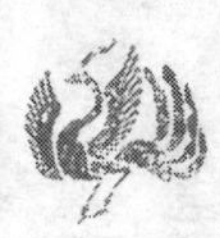

搯转盖之，以脚蹈扁，研细末，再用火焙去潮气，锡瓶收贮，勿令出气，不用还潮为妙，再入前药末听用。临用每一钱配成，加食盐一分，茶卤七分，火酒三分，火炖滚数沸，搅如稀糊状，须用皂水洗净，将药竹片调敷，不可忒薄，薄则色黄，必须敷厚，次早温水洗净肉上黑迹，棉花蘸香油擦去，半月一搽，神效。

神仙一醉乌须丸

当归一两　杜仲一两　黑桑椹二两，阴干　猪牙皂一个　鲜枸杞二两，阴干　熟地二两　酸石榴皮二两，阴干　旱莲蓬一两，阴干

共为细末，面糊为丸，如弹子大，用好酒一壶将药化开，投入壶内，用竹管吸饮酒，以醉为度，白即变黑，饮只一丸，到九日再服一丸，一世长黑，其效如神，宝而秘之。

乌须方

五倍子炒焦黄色，研末，三钱　明矾三分　榆面二分　红铜末二分四厘，醋制　大黄一两，切片　铅二钱　水银五钱

和入，将水银熬入，大黄研末入药以染本色，已共成末。用时以食盐少许，干面二分、茶卤调好，炖热涂上，待干即黑。

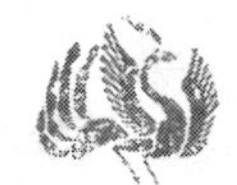

汇生集要卷之三十二

杂疮部

顽癣方

川槿皮一两　斑蝥二钱　木鳖五分　槟榔三钱　樟脑二钱　枯矾一钱　硫黄一钱五分　麝香三分

共末，火酒调搽，三日除根。另一方在风部中，不拘何风何癣。

又方

朱砂五钱　雄黄一两　硫黄二两

药贮于小铜勺内，加滴火酒半斤，用炭火熬干，再酒熬，如此三次，酒干为度，取药研末，或米醋，或香油搽上即愈，永不再发。

治恶癣奇方

吴茱萸一两，炒干

为细末，穿山甲刮破生姜，蘸末搽上，三四天即愈。

牛皮血癣方

桃仁五钱　牛皮灰五钱　枯矾末二钱　樟脑一钱

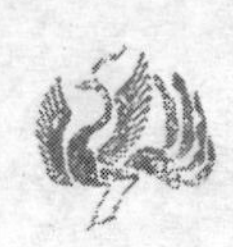

共为末，柏油调搽，立效。

又方

烟胶牛皮作内，一两　硫黄五钱　轻粉一钱　黄柏三钱

共为细末，桐油调搽，次日洗去，再搽即愈。

疮药（治一切疥疮、脓窠、癣癞、坐板疮、鹅掌风）

香油四两　花椒三钱　黄蜡一两　乳香　没药　血竭　雄黄　硫黄　轻粉　樟冰　枯矾各一钱　大枫子肉三钱

将油、枫子、椒煎枯，去渣，再煎数沸，又下药末，后下黄占，冷定，瓷罐收贮听用。

疥疮

马钱子十个　麻黄五钱　猪油二两

熬成油入药，熬枯色，去渣滤净，加大枫子肉一两，研细放入油内，研匀搽上，一二次即愈矣。又方，在臁疮湿毒门，最效。

癞头疮

空肥皂一个，填入砂糖、巴豆三粒扎定，盐泥封固，煅存性，入槟榔、轻粉各一钱研匀，麻油调敷，先用灰汁洗净，拭干后上药。又方，竹根边蚯蚓屎，煅白色为末，加明矾少许，麻油调搽。另方在小儿部中。

天泡疮

绿豆粉　黄柏

共末，麻油调敷。

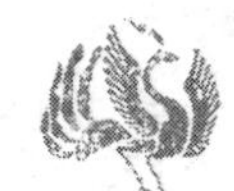

嵌甲黄散

治甲痈中烂，生脚指[①]甲边，返赤，肉胬出。又嵌甲入肉，时常出血，痛不可忍。

雄黄五钱　蛇蜕烧存性，一分

为细末，温米泔水洗净，利刀剪甲角，拭干敷药，绢绵包半日药，即数次愈。

嵌甲琥珀膏

黑砂糖，慢火熬成小球，烧存性，每一钱加轻粉二分、麝香一匙，麻油调敷，甲入肉者，一二日自去。

火珠疮

其疮如珠，始于发中，相染不已，亦有伤命。用生萝卜捣烂，滴醋浸敷患处。

反花疮

其疮，饭粒，破之血出，随生反出。苍耳叶，捣汁服半碗，并日涂三次。

舌上生蕈并下身玉茎生蕈俱作疔疮治法亦照反花疮起发

白菊四两

煎，日日服之，渐渐消去，或服前方反花疮法。

---

① 指：原为“脂”，据文意改，下凡遇此径改，不另出注。

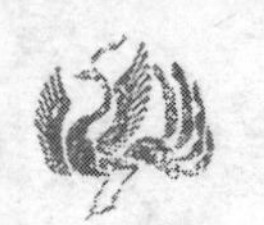

臭田螺

胃经湿火，生于足指脚丫，白斑作烂，先痒后痛，先用甘草汤洗净拭干，用：

升丹三分　石膏二钱　黄丹五分

猪胆汁调搽。

蜣螂蛀

生于手指节中，不红不肿，如蝉腹，手少阴痰气凝结而生，初起不疼，日久方痛，痛久腐肿，近者一年，远者三年，此属体气虚弱者有之，内兼补剂，免变劳瘵之病。

蝼蛄串

及得思虑伤脾，脾气郁结所生，于两手骨中作疼，渐肿，不热不红，坚硬，手及内关前后连肿数块，不能转侧，日久出豆腐①酱汁，串通诸窍，肿痛仍在，法宜益气养荣汤、加味逍遥散，扶助脾胃。

蝼蛄三串毒

生臂上中下，用定痛降气散。

川芎　白芷　细辛各一两　僵蚕五钱，生用

为细末，炼蜜为丸，清茶含化下，或用前方活血、顺气、消痰。

蟮攻头

蓖麻子打烂，打入松香为膏，青布摊贴，二个即愈。

---

① 豆腐：原为“头腐”，据文意改。

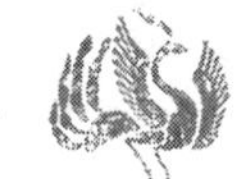

又方，饴糖作膏药摊贴，一个痊。

漆疮并治湿毒火疮

石膏末，韭菜汁调敷，效。一方，韭菜打汁，入火酒少许，涂之。

汤火泡疮

用活蟛虾煅过为末，麻油调搽即愈，不拘皮塌肉烂，见骨者能疗。又方，猪毛洗净，瓦炙存性，研末，菜油调敷，三日即愈。又方，木鳖炒黑为末，麻油调敷。

黄水疮

五倍子一个，煅末　没药三分，去油

共末和匀，麻油调敷。

人咬方

鳖头，煅存性为末，麻油调敷，外膏药盖之，加升丹少许，又可作收口药。又方，龟板，煅存性为末，麻油调敷。

诸骨哽喉方

急取[1]，陈年悬挂有尘堆积多者，连绳解下，用瓦煅灰为末，以砂糖丸之，如鸡豆子大，含口化下，不十丸其骨不出即消。虽硬死者，略有微气，启齿，将丸连化八九丸，

① 此处疑有缺文。

灌下即活矣。又方，一碗水，面上写九个“龙”字，将水饮之立愈。

腥臭方

猪腰子一对，居中剖开，以甘遂为末填入，扎紧，用纸封固，火上煨热去纸，夹在两胁下过夜，不可移动，次早去之，必泻，以甘草汤止之，其粪到野处泻之，不可闻，其药倒河内，立效。

冻疮

兔子脑搽之即愈，小雀脑亦可。又方，乌鱼皮贴，三日痊愈。

竹木刺入肉

酸枣烧灰存性，温酒送下即额痒，即从原处出矣。又方，用蓖麻肉打烂调敷。

点黑痣

信一厘　石灰一两　芒硝一两　银锈一钱

津唾调搽，一日自落。一方在赛针部，一方在瘤部。

脚簟方（生于脚底，一眼眼内流水，渐渐脱皮，层层脱出）

黄占五钱

熬膏起，拈成长丸，插入患内，膏盖之，渐插渐愈。

癞毛脬

苍术　黄柏　川椒　砂仁壳各等分

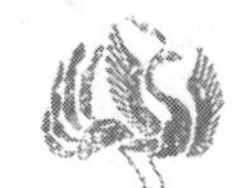

为细末。有脓，干掺；有盖，菜油调涂。

风刺黑雀斑

白芷一钱　藿香　甘松　三奈各一钱，即用雀尿、水浸，另研，麸炒　杏仁　细辛　天花粉　密陀僧　樟冰各五分　白及少许

共末，临卧津唾调涂，或乳调，早上温水洗去，其色如玉。

老鼠休

用火纸揉碎作艾，放钱在上，放在患顶，顶上用纸，灸之，须要声响，其根活动，将手撮出，无血即好，永不再发。

狗咬仙方

白芷　雄黄等分

为末，加冰片少许，研敷之，或蜜调敷即愈。

疯犬咬

细辛四分　白芷四分　斑蝥七个，去足翅，黏米炒　麝香少许　雄黄四分

共为末，白酒送下。真疯犬咬无血，家犬咬有血，取前方敷。如无血，用：

刘寄奴五钱　番木鳖一个　麝香五厘

研末，童便调涂。如咬后痛，即服靛青一钟，能解斑蝥之毒，忌发物、麻衣，茄地青石不可立，外或敷龟板灰。

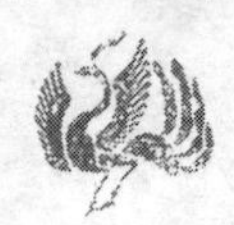

毒蛇咬（名斩蛇散，治毒蛇咬，命在须臾）

荜茇二钱　细辛一钱五分　麝香一分

共为末。如有紫血泡起，用针刺破去毒血，用药，醋调匀敷上，留头，立愈。内服雄黄末三钱，酒送下，量饮，睡醒即能行走矣。

蛇咬方

雄黄七分　五灵脂一钱五分

共末，酒送下，三服即愈。又方，兼治毒蛇咬，木蛇方，梗臭藿香叶，用白酒捣烂敷患处，内服亦可。又方，贝母末调酒饮之，少顷，酒从原处漏出，候水尽，其渣敷患处，但只有气息，服之无不应手而活。

马咬

大马，用雌鸡冠血滴入疮口；小马，用雄鸡冠血。

猪咬

屋上瓦窑中泥涂之，即今之承溜是也。

猫咬

薄荷叶汁涂之。

蜈蚣咬

雄黄末，姜汁调敷患处，或雄鸡冠血涂之，或干酱擦之。

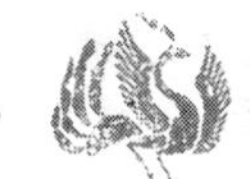

蜂叮咬

野苎麻叶擦之，或芋艿叶擦之。

九里达咬

用皂荚钻一孔，贴在叮处，皂荚孔上灸之，三五壮即安。

蝎子螫

雄者，一身痛，以井底泥敷；雌者，屋檐下泥涂之。

蜘蛛伤

遍身成疮，累累相似。以葱一根，小头作一孔，入蚯蚓一条，塞刃头①，勿令透气，摇动化水，点伤处即愈。倘腹大如孕者，吃羊乳即消。

蚯蚓咬

地上坐卧，不觉肾肿，以盐汤洗之，数次。

卒鬼系鬼痱鬼心腹痛如锥刺下血便死不知人事及卧压啮脚肿不觉者诸恶毒气方

生白矾　皂荚　雄黄　藜芦等分

为末，每用如豆大，纳竹管中，吹入鼻内，得嚏则气通便活；若未嚏，更吹之，得嚏为度，能起死回生。

---

① 疑为塞两头。

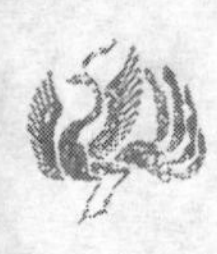

压死不省人事并中恶者

皂角为末，吹入鼻中，气通而活。

从高堕下瘀血冲心欲死

淡豆豉一盏，煎，去渣服，愈。

冬月堕水冻死

四肢冷，口不能言，只有微气者，不可火炙，用布盛热灰放在心头，冷即换，待眼开，用温酒或姜汤灌之。

头眩晕倒

生白果，去壳捣烂，开水冲服。

误吞针方

青田鸡眼乌珠一对，冷水囫囵吞下，其针、珠立刻吐出，冬天在桑树底下挖[1]三尺深，有田鸡。

误吞铜物

或核桃，或荸荠食之，从大便出。

悮吞铁器

蚕豆煮熟，同韭菜食之。（五金俱用）

---

① 挖：原为“握”，据文意改。

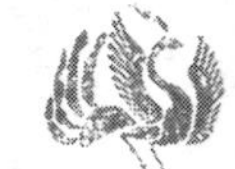

食菜毒

鸡屎烧灰为末，水调服，如未再服。

食鸭毒

糯米泔水，温服二钟。

食蟹毒

浓煎苏叶，汤饮。

食犬毒

杏仁三两，和皮研碎，匀作三服，开水送下，狗肉[1]全片而出。

食牛毒

猪牙煅灰为末，水调一钱服，愈。又方，陈稻草煎汤送下。

食马毒

芦根打汁饮之，兼煎汤浴之。

六畜毒昏沉欲死

乌柏根叶，打汁二碗，服，以利为度。

食猪毒

猪粪烧灰，水调三钱，三服即愈。

① 肉：原为“内”，据文意改。

食河豚

急以柏油灌之，吐出即愈。又方，第[1]草根泥，水灌之。

食砒毒

柳根，煎汤服。或菊花根，水浸，打烂绞汁灌之。

食盐卤

取热豆腐酱吃下即吐，或肥皂汁灌下，或白洋糖四两，汤调下。

食巴豆

川连一钱
煎服，或绿豆汤下。

白果毒

猪骨一两
煅灰，滚汤调服。或香附二两，飞盐熨。

虫入耳

香油滴入耳中，其虫自出。

---

① 此处疑有脱文，无从考证。

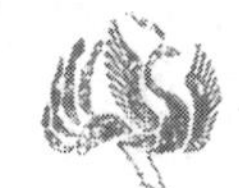

汇生集要卷之三十三

跌打损伤

麦斗金接骨有声神方

土鳖一个，新瓦焙干　巴豆一粒，去壳，去油　生半夏一粒　脟砂二钱　滴乳香　没药各二钱

为末，每服一匙，陈酒送下，浑身麻木是其功也。重者二服愈矣，不可多服，恐骨突出。

骨折筋断一厘丹

土鳖一个，新瓦炙干　巴豆一粒，去壳　生半夏一粒　赤豆一粒　绿豆一粒

五味捣为丸，如绿豆大，每服一丸，陈酒送下，重者三服愈矣。

七厘散

红花三钱　巴豆肉一钱，川椒炒　当归三钱　乳香二钱，去油　没药三钱，去油　龙骨二钱　月白一钱　制半夏三钱　地鳖三十个　自然铜三钱，醋煅七次　血竭二钱　大黄　朱砂　骨碎补　归

尾　紫丁香　蚯蚓干各二钱

为细末，重伤三分，轻则二分，小儿一分，陈酒送下。

万灵接骨丹

生半夏一粒　大地鳖一个

将半夏放在虫肚上，用线扎住，将虫向天，放在女人陈久大脚鞋肚内，仰放，瓦上煅，上又瓦一张，看虫黄脆即止，研碎，作一服，陈酒送下，其骨自接。

透骨丹（治跌打损伤，深入骨髓，四肢无力，年深月久，稳稳疼痛）

闹阳花一两，酒浸三次，炒，童便浸二次，焙干　乳香　没药　血竭各三钱

共称准，和匀，再加麝香一分研匀，瓷瓶收贮。每服三分，临卧酒送下，壮者五分，用猪肉过口，素者豆腐过口，避风出汗，壮者三日一服，弱者五日一服。

跌打损伤方

人中白以男子尿桶内煅红，好醋内投七次

研细末，如已死者，即将末二钱好酒送下。如口闭，撬开灌下，吐出恶血，可救矣。

海上跌打方

用麻头一味，研末，糖油拌服八分即愈。

夺命丹（治重伤跌打）

沉香一两　硼砂一两　广木香一两　巴霜五分　大附子一只，纸

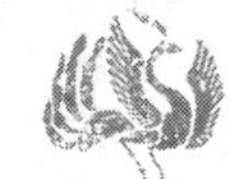

十数层包煨熟，切片，炒干

上为细末，每服六分，陈酒送下，或开水亦可。

辰砂枳壳散（治一切刀伤，跌打损伤，出血不止，效）

辰砂一分　枳壳二钱

共末，作一服，开水半钟，不拘时服，立止。

重伤兼破伤风方

南星　防风

等分为末，敷疮口上，又酒调服二钱。如重□至死，以童便调灌二钱，连进三服，无有不活。

跌破刀伤血流不止方

白芷　南星　半夏生的

等分，共细末。如伤无血，姜汁调敷患处，无瘢痕。又方（止血要药），番木鳖烧烟尽存性，为末掺之，效。或马兰豆打烂敷扎。

伤眼孔大血流不止方（如泉流不止）

马勃，照伤大一块罨上，外膏盖之，用手重按住，手背上用井水浸，手巾搭上，候血止起手，后用布捆住即愈，马勃上或用止血药。或五花龙骨火煅研末，掺上即止，而生罨。或赤石脂为末，填满，渐渐长肉。

接骨刀砍罨药（一日愈）

生黄精，用白及精者佳，不拘，阴干，护身上，愈久

愈妙，长挂在身。临用时剉碎为细末，用活鸡一只，肚下拔去毛，看伤之大小一块割下肉，捣烂和匀，敷一周时，去药即愈。如过时，肉突出。如无活鸡，用连[①]鱼肚肉代，照上用。

刀砍斧断骨折筋掺药方（骨断筋断，一日愈）

屋底下大蛇壳一条　虎骨　凤凰衣　轻粉　铅粉　血竭各三钱

共末，收贮。临用加入冰片，每末一钱，加冰片一厘。如指断落地，拾起，将药掺上，将指装正，外用布捆扎一周时，次日打开，愈。去药布，恐反生多骨。

落得打方

红花八分　韭菜子　蒲黄　杜仲盐水炒　地骨皮各一钱　五加皮　苏木各一钱五分

好酒煎服，后一吐即愈，再用淡姜汤饮之。

跌打内伤处痛不可忍

用水安息香，如黄豆大一块放，不拘，内伤膏盖上，照痛处贴之即止痛。一方，用花椒末一钱五分，用内伤膏烘烊，将末拌入内，贴伤肿痛处效，又兼治鹤膝风。

立验金疮一上散

松香四两　生熟炭六两

共末掺之。

---

① 疑为“鲢”。

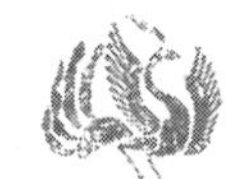

假伤方

狗木鳖

醋浸透贴上，好肉一时即伤。

软骨方

生半夏二两，研细末　皂角童便浸一夜，打烂如泥，仍晒干　血竭一两，研　麝香二钱

共研细末，用雄猪油拌湿前药，再将陈酒糟和入捶打，匀捏成饼，隔夜用木瓜甘草汤洗足，至早敷之。

箭镞入骨

蜣螂一钱

加磁石，同捣烂敷上，包好即拔出。

接骨膏　当归合通气散

当归一两五钱　川芎一两　乳香五钱　没药一两　川乌一钱　广木香三钱　骨碎补一两　古老钱一钱七个，火煅，酒淬七次　黄香一斤

麻油三两熬熟，下末药入油内，和成膏摊贴，骨碎依旧，骨断如初。

金疮白玉胜金膏（治刀斧、跌打损伤、风臁、顽疮、发背、痈疽，收口长肉）

乳香　没药　三七　龙骨各五钱　象皮　白占　白蔹　山慈菇各三钱　官桂二钱

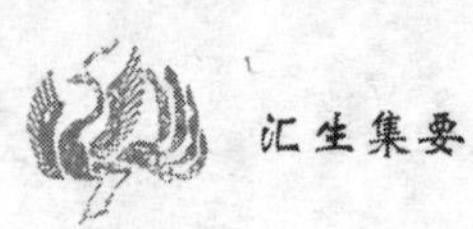

共为细末，用猪板油十两，不落水，铜锅化开，先入白占，候油温徐徐下，粉槐枝搅匀，即将前末药亦徐徐入之，罐贮。清茶洗患处，七日愈。

护心丹（治受刑，未打先服一丸；如打，血不冲心，至无肉亦不死）

木耳无油锅内炒枯，出火气　乳香　没药各去油　朱砂各等分

共末，为丸如核桃大，每服一丸，老酒送下。如打多人弱，加麻黄灰三分。

活命饮（用杖不疼）

白占三钱　地龙七条　胡椒四十九粒　木耳五钱

共末，砂糖一两五钱为丸，如弹子大。未杖时先服一丸，将杖再服一丸。

救心丹（杖后恶血，凶若难忍，因未杖之前不服前药之过）

陈皮　乌药　香附　桔梗　红花　苏木各一钱　当归一钱五分　赤芍一钱五分　甘草三分

水煎，食远服。

杖疮方（受重伤，青黑紫血，次日即散）

白芷　羌活　紫荆皮　青木香等分

为末，老酒调敷，一服即消。又方，治棒疮，用酒药为末，麻油调敷，效。

杖疮起疔方

大黄　轻粉　贝母　（密）陀僧等分

米醋调敷，过夜疔即去。又方，用白糖敷患上即化。

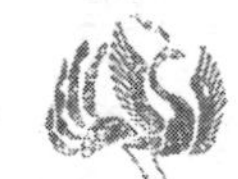

水杖打夹棍拶子定痛方

乳香　没药各五钱　地龙去土，三钱　当归二两　番木鳖四钱，油炒　五灵脂七钱　千金子去壳，四钱　朱砂一钱　白胶香不拘　金箔一贴　狗胎一个，煅

黏米饭为丸弹子大，临期吞一丸。

夹棍伤

乳香　没药　松香　樟脑　飞面等分

水姜汁，用米亦可，火酒调敷。

夹棍方

多年粪窖底下瓦砖片煅红，待冷为末，每服三钱，老酒送下，次日再服二钱，重者再服一钱，后接骨有声。一方，煅红，醋淬三次，可治跌打损伤。

麻木药方

川乌尖　草乌尖　生南星　生半夏各五钱　胡椒一两　蟾酥四钱　荜茇四钱　细辛五钱

共末，火酒调敷。

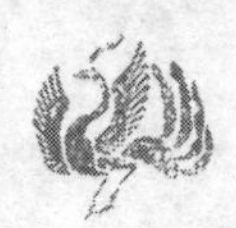

汇生集要卷之三十四

针灸法

神宝针

治肿毒、痈疽、发背、无名大毒，不拘顽痰、流注等症。

蟾酥二钱　白信八钱　黄占一两　麝香一分

朱砂为衣，先将黄占化开，入信、蟾二味和匀，又入麝香搅匀，作箸粗锭子，朱砂为衣，外用乌金纸筒裹。如遇患，用灯火烧灼，炙针患根边上，着肉即起，周围数点，居中一点，次日其毒自消，重者再针，不消即软，重者变轻，轻者化无。

龙尾针

治一切风湿、头风、无名肿毒、湿风疮、痞块、小儿虚病、痈疽初起，针之有效。大凡针注[①]，如遂患处而针

① 针注：疑为“针法”。

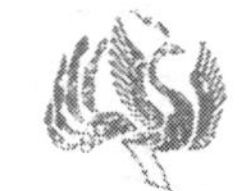

之，用单不用双。惟头风，针两太阳，至二三次即除根。

威灵仙

细辛　羌活　独活　白芷　川芎　川乌　草乌　雄黄　藁本　天麻　苍术　麝香　良姜　官桂枝　乳香　没药　白蒺藜　阿魏　花蕲蛇　朱砂　蕲艾等分

百病消除，甚灵验各一分。麝、魏倍之，研极细末，每料合三条，用纸二层，搓紧如笔管为止，不过四寸长，外用乌金纸封固，黄占封一头，一头烧灼，将棉花薄衬患上，庶不伤破皮肉。

九龙针

治毒块、风痛等症。

麝香一分　雄黄一分　蟾酥　乳香　没药各三分　山甲三分　朱砂　朝脑各一钱　大蜈蚣一条

共为细末，硫黄一两勺内化开，将前末搅匀，倾在光石上成薄片，临用时取绿豆大一粒放患处，用香点灼，旁用盐围住，或三五壮。

观音针

治风痛，手足不能举动者，神效。

巴霜一钱　丁香二钱　木香五分　麝香三分　蕲艾一两

前五味为末，以荆川纸卷如手指大，铁实可用，用时以大红布铺患上，火针炙。

灸药饼

追风止痛，急救大小不拘上下风气走注疼痛，或头风，腰膝酸疼，尤如刀刺火燎，叫喊，灸之有效。

川乌三钱　草乌三钱　防风　荆芥各二钱　天麻二钱五分　全蝎二钱五分　独活二钱五分　麝香三分

共为细末，用独头蒜一个，姜葱入少许，加飞面为饼，如钱大，三文厚，阴干，遇疼时不拘穴放疼上，饼上加艾火灸，三饼立止。

灸药法

治诸般毒内有管，退管，肿毒，灸之立消。

大蒜数个捣烂，放患上，外用干面作一圈，上又用阴槐树皮一片放蒜上，又用艾火灸，知热痛即止，数日后用生肌散收功，树皮须粗皮在下，嫩皮在上。

灸串神效

背上对脐平穴，脑后枕骨下一穴，各艾火七壮愈。

灸瞳[①]神起星

手背拳骨下穴，在左起灸左，右起灸右，七壮愈。

灸小肠气

左疼灸右，脚拐上隔三指尖穴，右痛灸左。

---

① 瞳：原为“童”，据文意改。

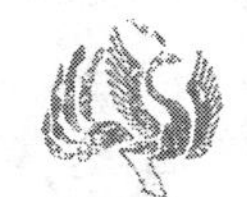

灸头风

灸两鬓。

灸烂眼

灸争食窝，兼治小儿疳积眼。